よりよい眠りを得るために

知っておきたい眠りの話

松浦健伸
Kenshin Matsuura

新日本出版社

よりよい眠りを得るために——知っておきたい眠りの話＊目　次

第1章　眠りの不思議

人の体はほんとうに巧みに作られています。そのことを詳しく知り、自然の不思議を実感するだけで、いのちの大切さを知ることができると思われるぐらいです。睡眠もまたいのちの営みの重要な一環です。その重要さの理解には、まずは睡眠そのものの仕組みを知ることが大切と考えます。本章ではそのことを学びたいと思います。

1　眠りとは——5人に1人が不眠症状

いきなりですが、読者のみなさんは夜しっかり眠れていますか？

「ストレス社会」「24時間社会」といわれる現代——。「眠れないのでなんとかしてもらいたい」と精神・神経科の外来に来る方が増えています。

■睡眠薬処方も

20歳以上の日本人で不眠症状を訴える割合は20％程度、5人に1人とされています。そのうち約4％が睡眠薬の処方を受け、年齢が進むにつれて増加。65歳以上では8％以上にも及びます。

厚生労働省の調査でも「睡眠で休養が十分にとれていない人」は約2割います（表1）。のちほどお話ししますが、子どもたちの中でも睡眠の問題は少なくありません。全世代にわたって、かなりの人たちが実は眠れないという悩みを抱え、薬を使わざるを得なくなっている実態がうかがわれます。

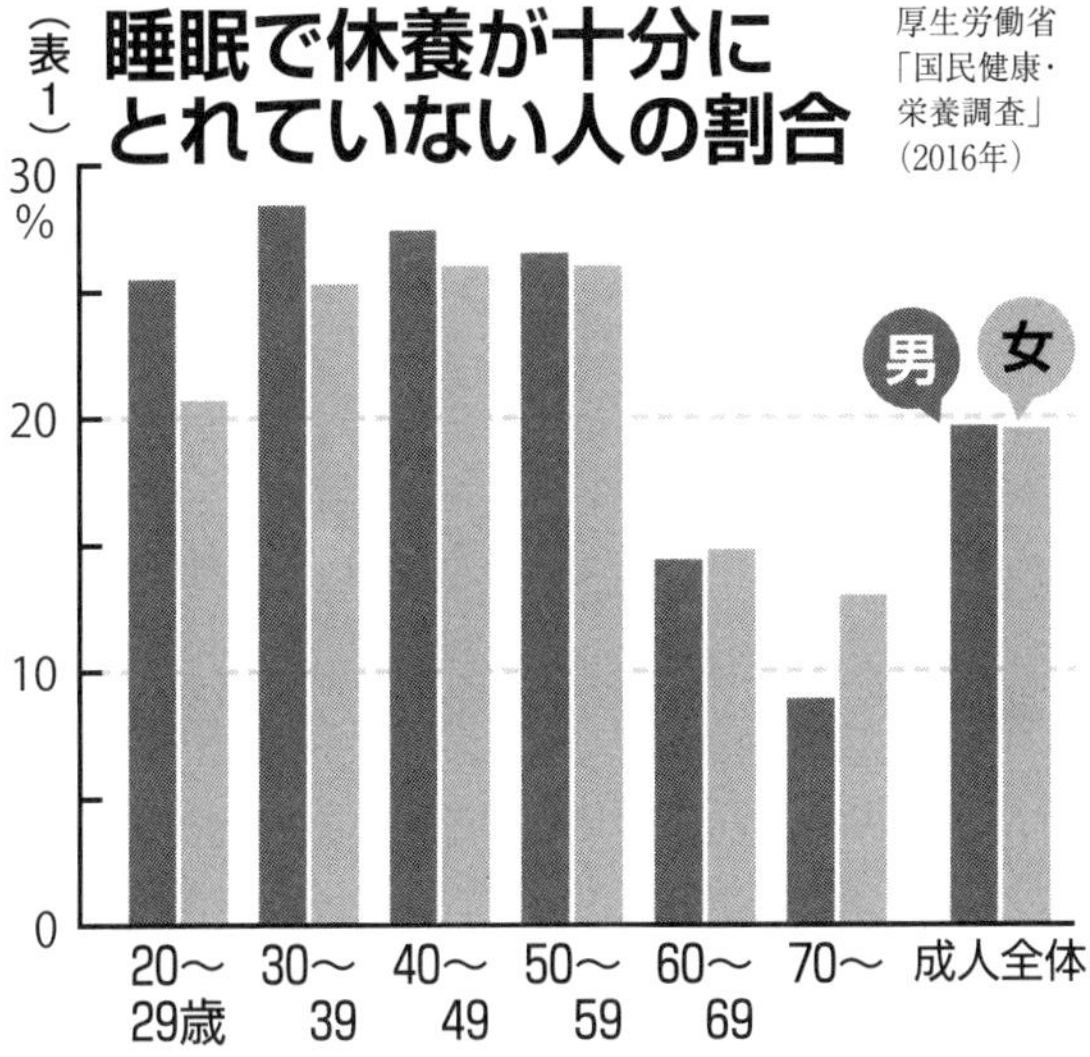

（表1）睡眠で休養が十分にとれていない人の割合
厚生労働省「国民健康・栄養調査」（2016年）

定義によって多少異なりますが、世界的にも不眠症の症状をもつ成人の割合は30％以上とも。6％以上が国際的な不眠症の診断基準を満たし、生活上、仕事上で深刻な損失をもたらしているとの調査結果があります。

■健康に生きる

そもそも睡眠っていったいなんでしょうか。「そんなことを考えるとますます寝られなくなる」という方もいらっしゃるかもしれませんね。「寝ている時間は無駄な時間」と考え、起きている時間と比べて軽視する傾向もあります。

でもよく考えると、年齢差はあるとはいえ、人は1日の3分の1を眠りに費やしています。人生75年とすると25年は寝て過ごします。こう考えるとすごいですね。それだけの時間を費やしているのですから、重要でないはずがありません。

本書を通じて、眠りやそれに関連する病気について知識を深め、健康に生きていくためには眠りが大切であることを知っていただけたらと思っています。人間、動物が生きる上で欠くべからざる眠りについて、現代科学の到達点を踏まえ、臨床経験も加えて見ていきます。不眠の対処法、病気の予防や早期発見にも役立つ内容にしたいと考えています。

〈「睡眠負債」とは〉

その人にとって必要な睡眠が確保されていない場合、足りない分が毎日借金のように積み重なっていくのがメディアで話題の「睡眠負債」です。たまるほど心身に悪影響が出て、重大な疾病にもつながりかねません。

借金と同じで、睡眠負債もたまればたまるほど「借金の取り立て」、つまり「足りない分の睡眠をとれ」という体の要求が強まります。「睡眠圧」ともいわれます。研究によると、睡眠が不足するほど睡眠を促す「睡眠物質」がたまり、眠たくなるというメカニズムが働いています。

2　眠りの意味――休息だけではない役割

眠りは人を無防備にさせ、睡眠中は仕事や勉強もできません。現代人は日々、やらなければならないことに追われています。「睡眠は無駄」と思う人もいるでしょう。そうした〝危険〟や〝無駄〟を押してでも必要な睡眠ってなんでしょうか。

人と同じような睡眠をとるのは哺乳類と鳥類です。イルカや渡り鳥には、脳を左右交互に眠らせ、泳ぎながら、あるいは飛びながら睡眠をとる例もあります。ついつい「人間もそれができたらいいな」なんて思う方もいらっしゃるかもしれませんね。（表2）

■免疫力低下も

睡眠が欠かせない理由は、まず休息です。体も頭も疲れ、おまけに気持ちも疲れた状態になった時、満足のいく十分な睡眠がとれると気持ちいいものです。病院の外来で診ていると、睡眠がとれるようになった人は表情や態度が変わってきます。仕事や学業の効率も上がりますね。

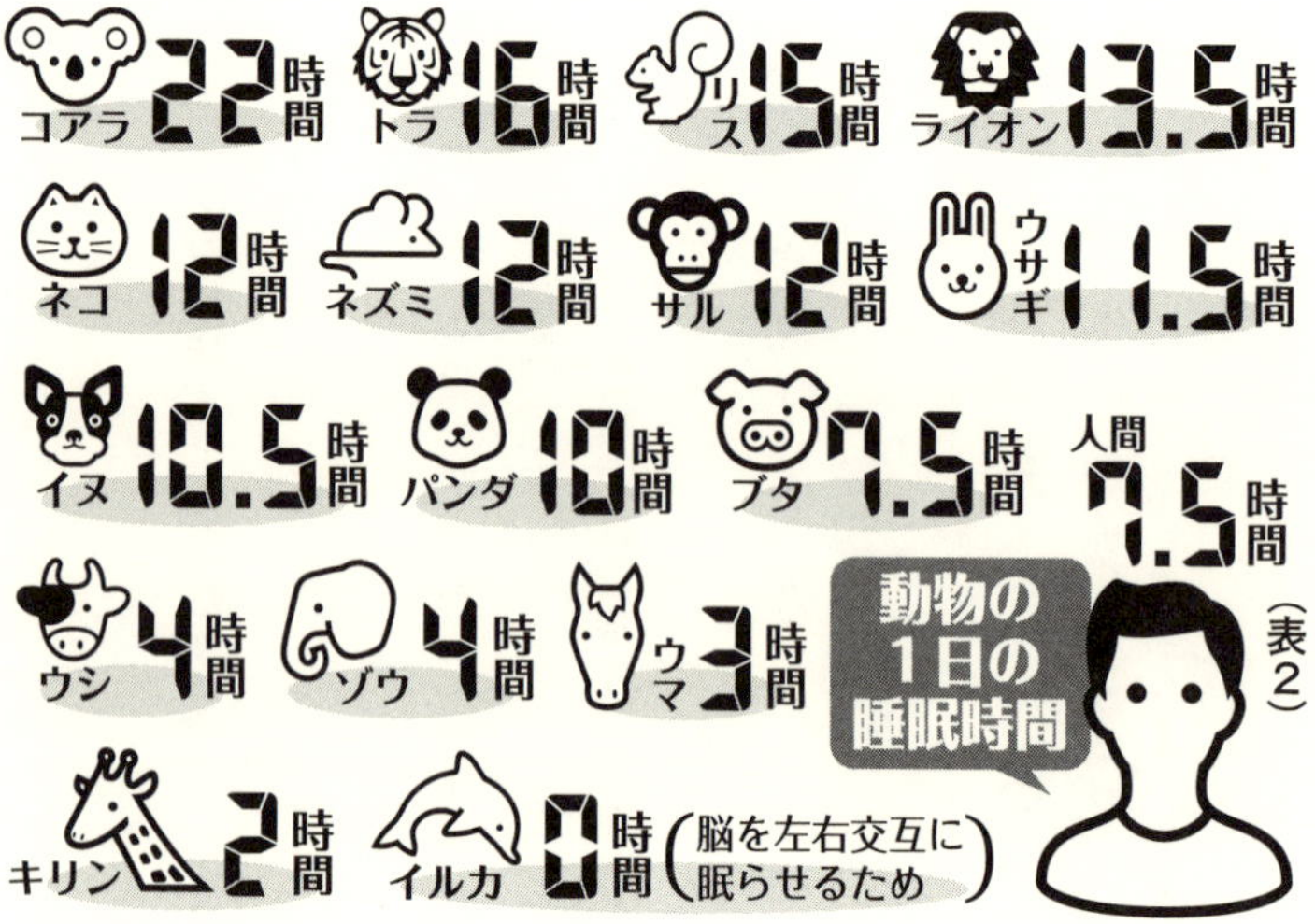
コアラ 22時間
トラ 16時間
リス 15時間
ライオン 13.5時間
ネコ 12時間
ネズミ 12時間
サル 12時間
ウサギ 11.5時間
イヌ 10.5時間
パンダ 10時間
ブタ 7.5時間
人間 7.5時間
ウシ 4時間
ゾウ 4時間
ウマ 3時間
キリン 2時間
イルカ 0時間（脳を左右交互に眠らせるため）
動物の1日の睡眠時間
（表2）

ただ、休息のためだけに睡眠が必要というわけではありません。強制的に眠らせない「断眠実験」からは、睡眠は人や動物の生存そのものにかかわることがわかります。ラット（実験用のネズミ）を2週間以上眠らせないようにすると、体温調整ができなくなり、免疫力も落ち、やがて感染症で死んでしまいます。

■情報処理する

人でも、不眠への挑戦が行われた例があります。米国のランディ・ガードナーという高校生が1964年、264時間（11日間）眠らなかった記録を達成しました。挑戦の4日目には妄想が生じ、7日目には言語障害も生じたとのことです。幸い、眠ってすぐ症状は回復し、1週間もたつと後遺症もなく通常のリズムにもどったそうです。もちろん人によって違うので、むやみに挑戦してはいけません。

こうした実験は急性の不眠状態の影響についてですが、現代人の課題は慢性の睡眠障害です。慢性的に不眠が続くとどういった心身の病気に影響するかは、今後お話ししていきます。

睡眠は、脳の休息、自律神経やホルモンの安定、免疫力の維持などにとって重要です。さらには、精神機能の柱である記憶や脳が情報を処理する「スーパーコンピューター」のような機能を維持するための役割もあると考えられています。


〈睡眠時間はそれぞれ〉


睡眠には個人差があり、正常値はないといわれます。5時間以下でも脳の働きを保てる短時間睡眠者もいれば、10時間以上眠る長時間睡眠者もいます。

就寝起床時間が朝型の人と夜型の人も知られていますね。加齢によっても睡眠の内容に変化が生じます。短時間睡眠者は長時間睡眠者より眠りの効率がいいといわれます。しかし、かの天才物理学者アインシュタインは長時間睡眠で有名でした。1日10時間は寝ていたとか。効率性だけの問題ではないですね。

3　眠りの構造――「レム」「ノンレム」とは

「睡眠」と「意識がない状態」、あるいは「睡眠」と「寝たふり」はどう違うの？　どう区別するの？　そんな疑問を持つ人もいるかもしれません。

睡眠とは「外の刺激に対して意識が働かず反応できない、あるいは低下している状態」です。意識障害と似ていますが、「すぐ起きられる」という点で異なります。脳波で脳の状態をみれば、寝たふりや心因性の意識障害とは区別できます。

睡眠の役割や質を考えるには、睡眠の種類や段階を知る必要があります。ちょっと難しいかもしれませんが、お付き合いください。

■4段階で深く

睡眠はまず、大きく分けて「レム（REM）睡眠」と「ノンレム（non-REM）睡眠」の二つに分かれます。レム睡眠は目が動いている時期の睡眠です。それ以外の時期がノンレム睡眠です。

外から観察すると、レム睡眠の時は、まぶたがやや開き加減となり目がピクピク動き、

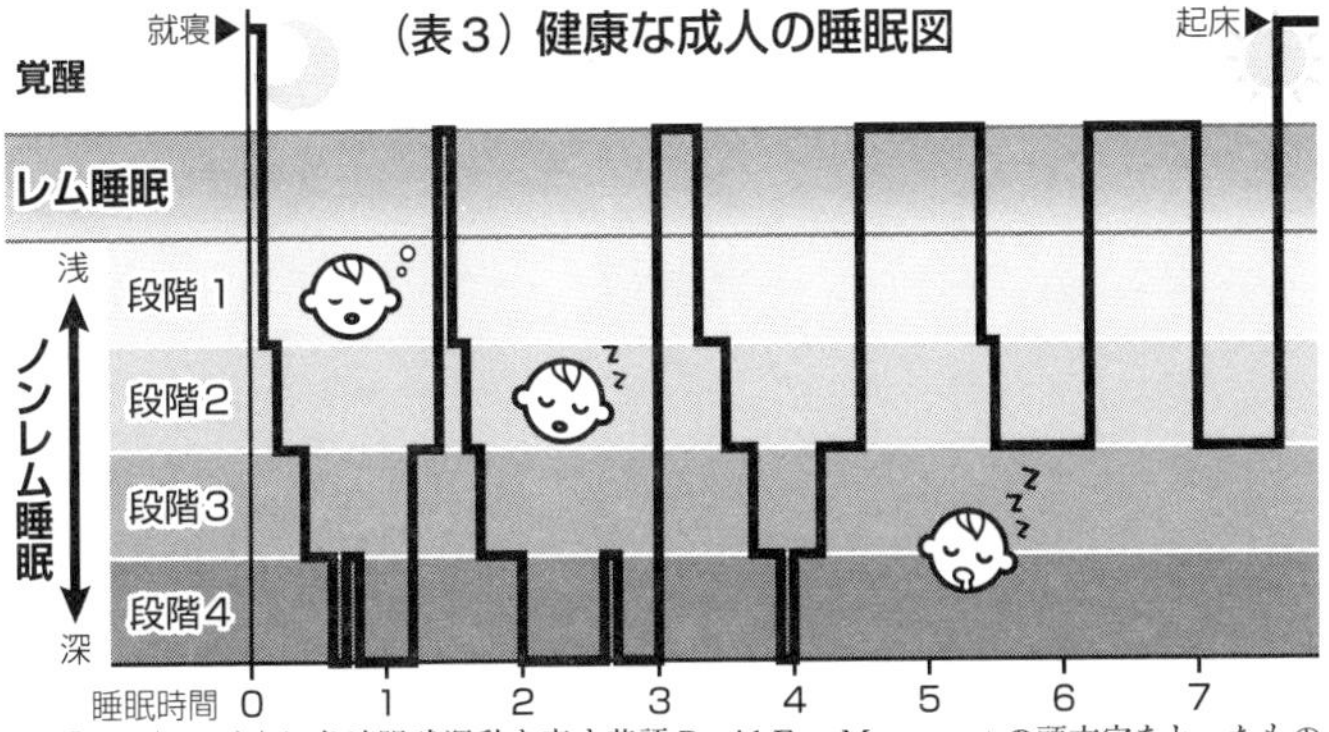

※「レム(REM)」は、急速眼球運動を表す英語 Rapid Eye Movement の頭文字をとったもの

呼吸が浅く速くなっています。ノンレム睡眠の時はゆっくり息をしてスヤスヤ眠っているのがわかります。

正常睡眠では、寝付くと必ずノンレム睡眠から始まり、90分ほどするとレム睡眠が出現します。一晩に4回ほどこのパターンを繰り返します（表3）。

ノンレム睡眠は、脳の活動低下の程度にしたがい、脳波所見から4段階に区分されます。段階1はウトウトとしても駅を乗り越さない程度、段階2は隣の人にいつのまにか首を傾けている程度といった感じでしょうか。段階3と4は徐波睡眠といわれ、脳波上大きくてゆっくりした波がでている熟睡状態です。呼ばれてもすぐに目が覚めず、「あ、しまった」となる段階です。

■高等な脳ほど

ノンレム睡眠は高等な動物ほどよく発達した睡眠で

す。進化に伴い大きくなった大脳皮質を休ませるには、それだけ休息も必要です。レム睡眠では夢をみていることがよく知られ、睡眠が浅いと理解されがちですが、単純ではありません。脳が活発に働いていて覚醒時以上の覚醒状態にあり、自律神経機能は高進しています。ただ、脳からの運動命令は遮断され、体は動きません。

睡眠といってもレムとノンレムでは全然違います。ノンレム睡眠でも夢は見ますが、荒《こう》唐《とう》無《む》稽《けい》で時に意味ありげな夢はたいていレム睡眠中に見ます。

〈〝徹夜で学習〟は逆効果?〉

寝ている間に頭が良くなるなんて夢みたいですね。睡眠は記憶とも関係が深いのです。以前は夢を見ているレム睡眠が記憶とかかわっていると考えられていました。しかし現在の研究では、ノンレム睡眠が記憶の固定や整理にかかわっていると考えられています。単に記憶を保つだけでなく、記憶を強化する学習効果が睡眠中に高まることも知られています。試験前、せっかく覚えたことを忘れないようにと徹夜したら逆効果ですよ。もちろん寝ている間に新しく英単語を覚えるなんて無理ですからね。

4　眠りのメカニズム――「寝ろ」「起きろ」脳が指令

前回、睡眠の種類や段階についてお話ししました。「ノンレム睡眠」は四つの段階に分かれて次第に深くなり、脳は休息します。それに対し、「レム睡眠」は「脳は覚醒時のように、あるいはそれ以上に活動しているが、体は動かない睡眠」でした。

(図1)

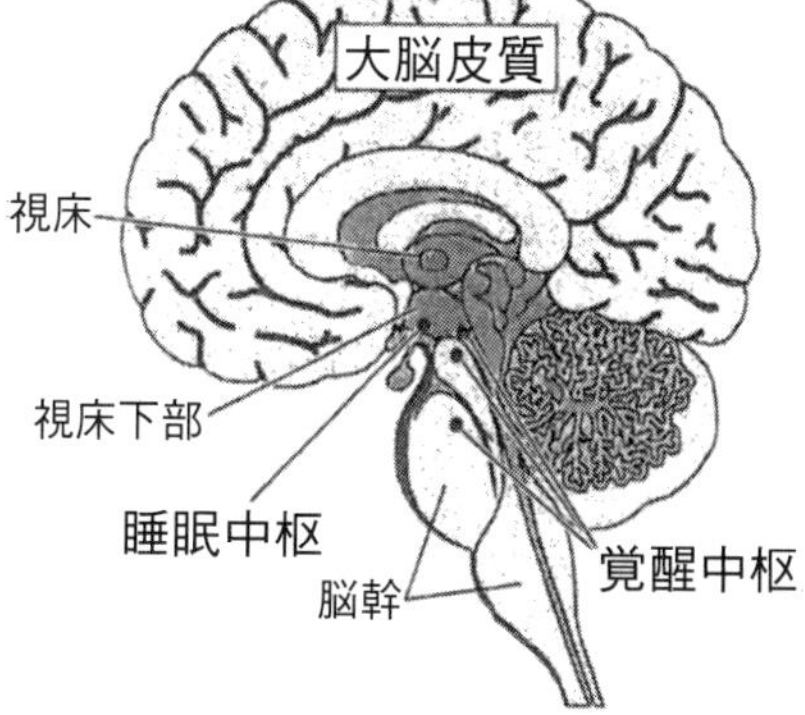

(図2)

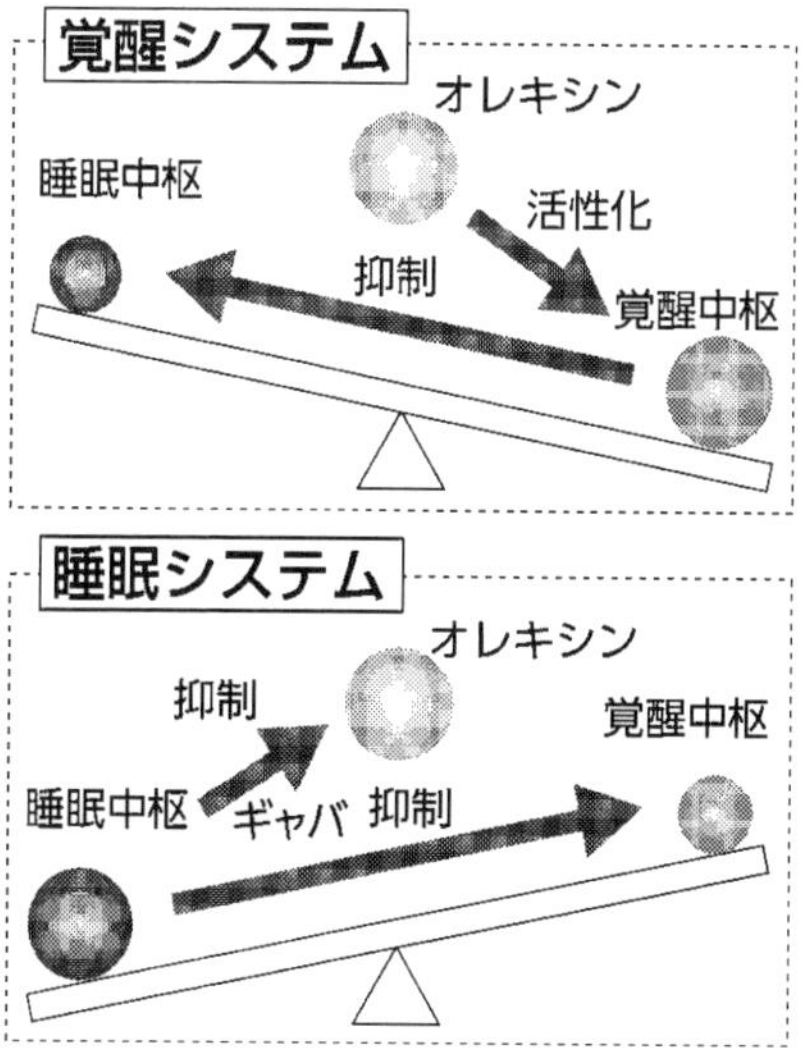

参考：櫻井武『睡眠の科学　なぜ眠るのか　なぜ目覚めるのか』（講談社ブルーバックス）

では、「寝る」「起きる」、「ノンレム」「レム」はどのような仕組みで起きているのでしょうか。

■視床下部の中

まず、寝るのも起きるのも、それぞれ脳の中に司令塔（中枢）があります。睡眠中枢と覚醒中枢は、ホルモンや自律神経などをコントロールする「視床下部《ししょうかぶ》」と呼ばれる場所にあります（図1）。血圧や体温などを一定に保つ、生命維持に欠かせない部位にあるわけです。

「寝る」「起きる」は覚醒中枢と睡眠中枢のバランスで現れます。「寝ろ！」という脳の指令で寝ているんですね。

覚醒中枢からはオレキシンという物質の出る神経細胞が、睡眠中枢からはギャバ（GABA）という物質の出る神経細胞が、いったん脳幹という場所に下りてシグナルを送ります。

「起きろ！」の場合、大脳皮質を覚醒させる二つの神経系（モノアミン系とアセチルコリン系）が脳幹から上にのぼり、大脳皮質に広く広がって「起きろ！」と刺激します。

「寝ろ！」の場合、睡眠中枢から出たギャバが「静かにしていなさい！」という指令とな

（表４）　**覚醒　睡眠と神経系の関係**

	神経系		脳波
	モノアミン系	アセチルコリン系	
覚醒	活動	活動	似た波形
レム睡眠	活動停止	活動	
ノンレム睡眠	活動低下	活動低下	深さによって変化

って、脳幹の仕組みを抑え込んで眠らせます（図２）。

■脳波に現れる

覚醒ではモノアミン系とアセチルコリン系が両方とも活動、ノンレム睡眠では両方とも低下、そしてなんとレム睡眠では、モノアミン系は活動をやめ、アセチルコリン系は活動しているのです。そのため、レム睡眠時、脳波は覚醒と似た動きをするんですね（表４）。

こうして視床下部の二つの中枢が相互に抑制的にはたらき、覚醒と睡眠が交代で出現します。しかし、そのタイミングはやはり脳内の体内時計の中枢が指令を出しています。覚醒が続くと催眠物質が蓄積することも分かっており、そうしたメカニズムに影響を与えています。

〈日本が研究リード〉

ナルコレプシーと呼ばれる過眠症の原因には、自己免疫が関与していると考えられています。それに関連するヒト白血球抗原ＨＬＡ

や、睡眠・覚醒で重要な働きを示すオレキシンは、日本の研究者が発見しました。日本の睡眠研究は優れた業績をあげてきています。

しかし、大学の研究機関や学会認定の睡眠医療の専門医療機関は、アメリカやドイツに比べて非常に少なく、専門臨床スタッフも研究員も不足しているのが実情です。

◆本章のポイント◆

1、人は1日の3分の1、人生の3分の1を眠りに費やしている。重要でないわけがない。

2、眠りの意味の第一は心身の休息であるが、自律神経やホルモンの安定、免疫力の維持、記憶や情報処理などさまざまな意味がある。

3、睡眠にはレム睡眠とノンレム睡眠がある。ノンレム睡眠中の段階3と4を徐波睡眠という。レム睡眠は、脳が覚醒に近い状態にある睡眠であるが浅い睡眠ではない。

4、「寝る」「起きる」は覚醒中枢と睡眠中枢のバランスで現れる。オレキシンやギャバといった物質が関与している。

第2章　不眠と不眠症はどう違う

睡眠の病気といってもさまざまな種類があります。代表的な不眠症をまず取り上げ、その上で睡眠障害の全体像をみてみたいと思います。また不眠のために、睡眠薬を飲んでいる方も多く、薬に対する関心も非常に高いと考えられるので、この中で取り上げます。自分の不眠は病気なのかどうか、病気とすれば治療するべきなのかどうか、その場合薬を使えばいいかどうかなどの参考にしていただければと思います。

1　不眠チェック——まずは自己点検

数ある睡眠障害の中で、一番多くの人がわずらうのが不眠症です。まずは自分でチェックしてみましょう。国際的に信頼度の高いチェック表を用います（表5）。みなさん、ご自分の点検結果はいかがでしたか。合計点が高く、少し不安になった方もいるかもしれません。

■問題さまざま

不眠症や心の病でも、体の病気と同様に、自分で苦痛を感じていたとしても「このぐら

（表 5）

▼私は不眠症？自己採点表

過去 1 カ月間に、少なくとも週 3 回以上経験したものについて、あてはまる数字に○をつけてください。

	点数	答え
寝つき 布団に入って電気を消してから寝るまでに要した時間	0	問題なかった
	1	少し時間がかかった
	2	かなり時間がかかった
	3	非常に時間がかかったか、全く眠れなかった
夜間、睡眠途中に目が覚める	0	問題になるほどではなかった
	1	少し困ることがあった
	2	かなり困っている
	3	深刻な状態か、全く眠れなかった
希望する起床時間より早く目覚め、それ以上眠れない	0	そのようなことはなかった
	1	少し早かった
	2	かなり早かった
	3	非常に早かったか、全く眠れなかった
総睡眠時間	0	十分だった
	1	少し足りなかった
	2	かなり足りなかった
	3	全く足りないか、全く眠れなかった
全体的な睡眠の質	0	満足している
	1	少し不満
	2	かなり不満
	3	非常に不満か、全く眠れなかった
日中の満足感	0	いつも通り
	1	少し低下
	2	かなり低下
	3	非常に低下
日中の活動 身体的および精神的	0	いつも通り
	1	少し低下
	2	かなり低下
	3	非常に低下
日中の眠気	0	全くない
	1	少しある
	2	かなりある
	3	激しい

合計
6点以上　不眠症の可能性あります。かかりつけ医に相談を
4～5点　不眠傾向があります
3点以下　問題ありません

世界保健機関（WHO）も作成にかかわった「アテネ不眠尺度」を元に作成

いはたいしたことない」「普通のことだろう」「だれでもあることだろう」と過小評価したり一般化しがちです。自己点検を早期発見に役立てましょう。

不眠症状といっても、▽睡眠時間の長短のような量▽睡眠の深さのような質▽リズムのずれ▽苦痛▽生活上の支障▽満足感――など、さまざまな側面があります。前ページで紹介した「アテネ不眠尺度」（＊）は、こうした点をほぼカバーしています。

しかし、まず留意しておいていただきたいのは、セルフチェックで診断がつくわけではないという点です。あくまで不眠症の可能性を示唆するだけで、正確な診断には医療機関の受診が必要です。

＊八つの質問に各４段階の回答（０～３点換算）があり、最近１カ月に経験したことを記録する。最大24点で数値化し、客観的に不眠度を測定できる。

■日中困らない

不眠症の診断には、日中の活動で障害が生じていることが必須です。不眠症状だけがあって生活の質（ＱＯＬ）が保たれている場合は、あまり病的な意味はないという意見もあります。

厚生労働省の「睡眠障害対処12の指針」（第６章参照）によると、睡眠障害の考え方として第一に「睡眠時間は人それぞれ。日中の眠気で困らなければ十分」とされています。ただし睡眠負債の考え方のように、その蓄積が病気につながる可能性もありますから、不眠症の診断にはならなくても予防的な意味で注意は必要です。また不眠とはいっても、災害被災直後のように、眠れないことが自然で、さらには警戒のために「不眠が必要」なことさえありますね。困ったら、まずは診察を受けてみましょう。

〈何科を受診？〉

不眠が必ずしも心の病とは限りません。内科疾患などが基礎にあって睡眠障害が生じることも多いのです。まずはかかりつけの医師に相談することをお勧めします。そこで睡眠指導や薬の処方を受けてもよくならない場合、心療内科や精神・神経科にご相談ください。

詳しい睡眠検査などが必要な場合は、睡眠専門外来を紹介されると思います。睡眠時無呼吸症候群などのように睡眠と呼吸が関連している病気は、呼吸器内科や耳鼻咽喉科での診療が一般的です。

(図３)

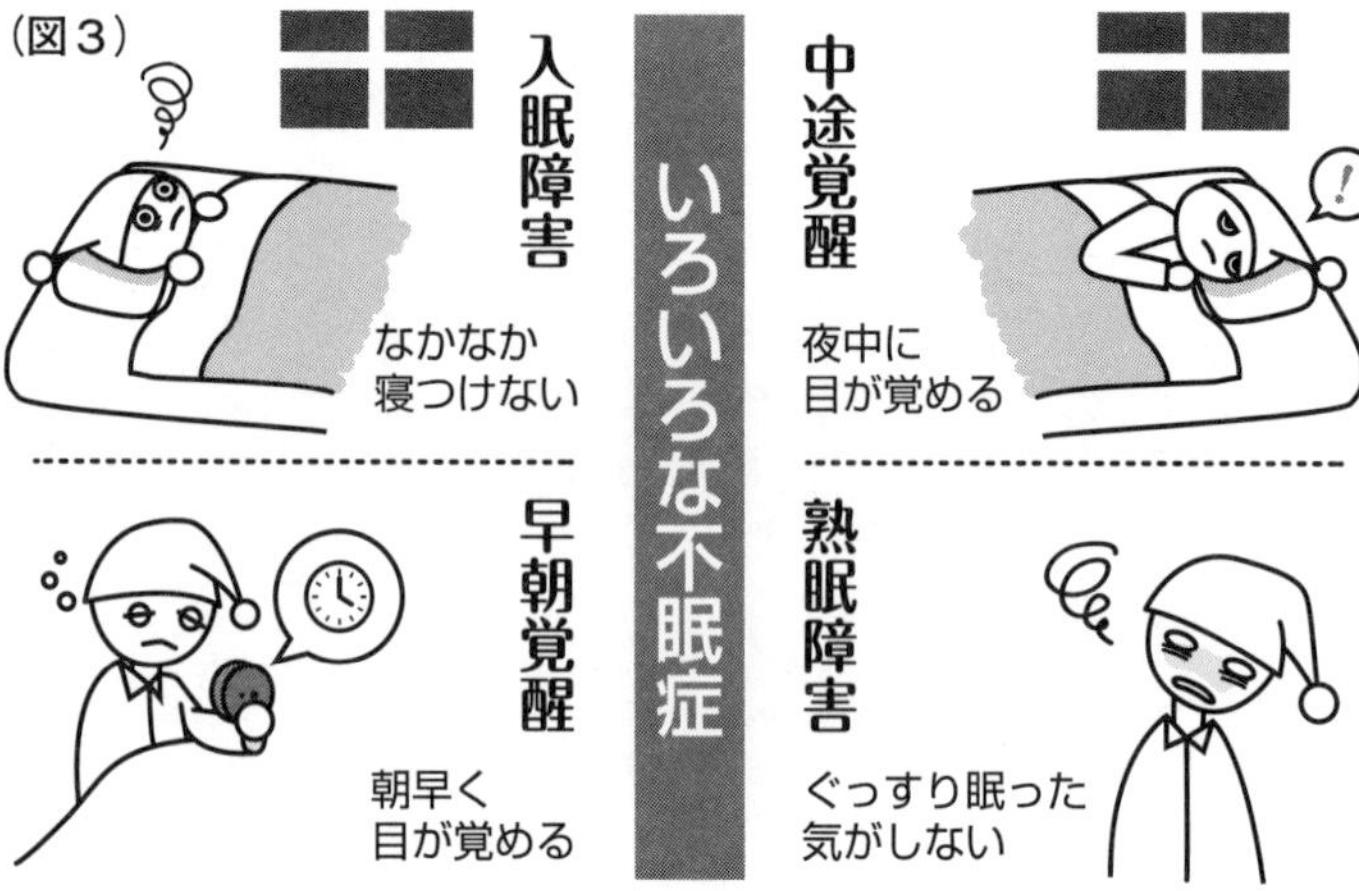

２　不眠と「不眠症」

繰り返しになりますが、現代は不眠を訴える方が非常に多い時代です。しかし、これに「症」がつく、すなわち「不眠症」という病気をわずらう方はその一部です。前回の不眠の自己チェックに引き続き、睡眠に関連した病気で一番多い不眠症のお話をしたいと思います。

■日中の疲労感

不眠症の診断をする上で重要なのは、第一に不眠の症状があること。これは当然ですね。寝つきの悪さ、途中の目覚め、熟眠できないなどの症状です（図３）。

大切なのは次の二つです。

（１）寝るための適切な機会や環境にあるのに起きてしまう
（２）不眠のために日中に疲労感や注意力低下、日中の眠気など支障が生じている

夜近所の騒音で毎晩眠れない日が続いて不眠という場合は、精神医学的な意味では不眠症ではありません。また寝られないと感じても日中に問題なければ「症」はつきません。

ちょっとややこしいかもしれませんが、近年の考え方では、不眠症を広くとらえて、「何らかの原因があって不眠が生じている場合」も不眠症と診断する場合もあります。なぜなら、不眠をきたす病気はさまざまですが、原因がとれても不眠が続くことが多かったり、不眠に他の症状が伴っていることが少なくないからです。

どの程度環境が睡眠に影響するかも個人差がありますね。治療上は▽眠りやすい環境や生活を整える▽不眠の背景に応じた対策をとる▽睡眠について正しい知識をえて不安にならない▽適切に薬を使う――などが柱になります。これらについては今後またお話ししします。

■どの年齢でも

不眠症はどの年齢層でも起こります。みなさんの中には「年をとったら寝られないのは当たり前」と思っていらっしゃる方もいるかもしれません。確かに加齢とともに、一般的

に睡眠時間が短くなり、浅い睡眠が多くなります。また朝早く起きてしまうなど睡眠の構造やリズムが変化したりすることは自然です。しかし、それは年をとったら十分な睡眠が不要だということではありません。

年をとっても不眠症はあるのです。のちにお話ししますが、加齢にともない睡眠に関連する病気が増えます。もしお悩みなら、年のせいだとあきらめず、医師に相談してみてください。

〈「寝だめ」はできる?〉

結論からいうと、「寝だめ」は不可能です。残念ですが。寝不足は「睡眠負債」すなわち〝借金〟を増やしますが、睡眠の〝貯金〟はできないのです。睡眠の基本的な意味は休息ですから、疲れていなければ休息の意味がないのと同様です。

脳の睡眠指令も、必要があって必要な分だけ発令され、指令の予備はありません。「寝だめ」をしているつもりで、実は寝不足解消の可能性も。寝て体力・知力を付けることは、活動のための〝貯金〟になるかもしれませんが。

３　睡眠薬――特徴知り上手に使う

睡眠薬は「一度飲みだしたらやめられない」「どんどん量が増える」など怖いイメージを持っていらっしゃる方もいると思います。実際、米国の食品医薬品局（ＦＤＡ）は、ベンゾジアゼピン（ＢＺＤ）系といわれる代表的な睡眠薬の長期使用を認めていません。

■条件に応じて

「睡眠薬」「睡眠導入薬」「睡眠誘導剤」など言い方はさまざまですが、同じ意味です。どの睡眠薬を使うかは、▽入眠困難なのか途中覚醒なのか▽慢性か急性か▽併存する他の病気に伴う不眠か▽年齢▽身体合併症――などに応じて考えます。不眠以外の他の症状も考慮しながら、神経細胞のどの受容体に作用する薬がいいか、半減期といわれる体内での薬の残る程度などを考え、種類を選択します。

現在の主流は、ＢＺＤ系と非ＢＺＤ系睡眠薬です（表６）。どちらも、「眠りのメカニズム」（18ページ）に出てきたギャバ（ＧＡＢＡ）という物質の受容体に結合して睡眠覚醒のシステムに働き、眠りをもたらします。この二つは結合場所が少し違い、催眠と不安鎮静

（表6）睡眠薬の種類

	種類	説明
処方薬	バルビツール酸系	かつての主流薬
	BZD（ベンゾジアゼピン）系	ギャバ（GABA）受容体に結合
	非BZD系	
	メラトニン受容体作動薬	ラメルテオンなど
	オレキシン受容体拮抗（きっこう）薬	スボレキサントなど
市販薬		ジフェンヒドラミンなど

などの作用に違いがあります。ただベンゾジアゼピン受容体に結合する点では共通していて、ベンゾジアゼピン受容体作動薬とまとめられます。

近年、これまでのBZD系や非BZD系とまったく違うラメルテオンとスボレキサントという薬も出てきました。自然の睡眠に近く、BZD系の副作用がないとされています。

ラメルテオンはメラトニンという脳内の睡眠を起こすホルモンと似た働きをします。スボレキサントはオレキシンという覚醒を起こす物質の働きをブロックすることで眠気を起こさせる薬です。漢方薬を単独で、あるいは併用して使うこともあります。私は、柴胡桂《さいこけい》枝乾姜湯《しかんきょうとう》、酸棗仁湯《さんそうにんとう》、黄連解毒湯《おうれんげどくとう》などその人の状態に合わせてですが、使うことがあります。漢方薬なりの副作用（アレルギー、肝障害、間質性肺炎など）に注意が必要ですが、依存のリスクを減らせるように思います。

■回し飲みダメ

睡眠薬は、さまざまな副作用や急にやめた場合の反動などに注意します。特に高齢者は要注意です。

依存に関しては、減量開始のタイミングを計り、漸減《ぜんげん》法（例えば2週間ごとに4分の1ずつ減量など）と間引き法（同量で日を空けてゆく）などのやり方があります。

BZD系の長期使用で認知症のリスクが高まるという研究もあります。結果は一定していませんが注意は必要です。リスクと効果をてんびんにかけながら、個別的に使うことが大切です。たまに患者さんに注意するのですが、薬の回し飲み「これいいからあなたにあげる」のは、ダメですよ。効き目も副作用も個人差が大きいですからね。

■睡眠薬の適正使用

睡眠薬についていたずらに恐れて、治療の機会を逃すことは医師としては避けたいところです。しかし以前から懸念されていた睡眠薬の依存や副作用の問題は、これまでにもまして重要視されています。睡眠薬の適正使用が叫ばれるようになってきたというのは、逆にいえば、不適切と思われる処方の仕方や服用の仕方が認められて問題になっているからです。その中身は①睡眠薬の量が多すぎる、②睡眠薬の種類が多すぎる、③薬物依存症や衝動行為を誘発する可能性がある、④漫然と同種同量の睡眠薬を継続する、といったことです。

本書に説明しているように、寝られないという背景にはさまざまな原因が考えられます。この原因（診断）を考えずして、寝られないからと睡眠薬を処方するということ自体が適切ではありません。時には量がどんどん増えることがあります。

現在依然として主流のベンゾジアゼピン系の睡眠薬は、ギャバ（ＧＡＢＡ）受容体のベンゾジアゼピン結合部位に結合して作用を示すのですが、結合部位を満たしてしまうと、投与量を増やしてもそれ以上効果がないとされています。副作用が目立つだけになってしまいます。また短時間型と長時間型の睡眠薬を組み合わせたり、その不眠の状態に応じて処方を工夫したりすることはありえるのですが、同じ系統の薬を重ねても無意味です。

さらに自殺の手段に睡眠薬を使う例ももちろん問題ですが、睡眠薬を使うことで理性の働きが落ちてしまい自殺行動その他の衝動的な行為が起きやすくなる危険もあります。ある報告では、自殺企図者の32％がベンゾジアゼピン作動薬の過量服用者であったといいます。もちろん薬を無理に我慢して精神状態が悪化することでよりそうした行動が起きる危険もありますので、使わないということではありません。要は適正な判断が必要だということです。

日本は以前から睡眠薬や抗不安薬の使用（処方自体も）が多すぎると長くいわれてきました。本来は一時的な使用にとどめるべきものをずっと使い続ける傾向があります。このことが依存や事故、副作用の増大を引き起こすことにつながります。睡眠薬の適切な処方や服用は国を挙げて取り組まれている問題です。

ただ、ここで一言。特に量や種類が増えるわけでもなく、許容範囲内の服用がずっと続く常用量依存あるいは治療的依存といわれる場合もあります。この場合「乱用」はなく、さらに「依存」というかどうか議論があります。ただたとえその場合であっても本人の不安や罪悪感を刺激しないように注意しながら、加齢や身体状態も考慮にいれて減薬を勧め、試みることが大切です。

■睡眠薬と運転

睡眠薬と運転の問題にも触れておきます。睡眠薬の説明書にはすべて車の運転に関して服薬中は運転中止の注意喚起が記載されています。道路交通法や自動車運転死傷行為処罰法が改正され、罰則も強化されています。ベンゾジアゼピン受容体作動薬はほとんどすべて、服用後のどれだけ時間がたったかによりますが翌朝の運転技能に影響します。超短時間作用型で作用時間が朝まで残らないといわれるゾピクロンなどの睡眠薬でもリスクがいわれています。内科でもよく処方されるゾルピデムでも同様です。ベンゾジアゼピン系ではなく現在処方量が急速に増えているスボレキサントですが、現在の1回15㎎や20㎎でも運転に支障となる可能性が近年示されています。

またラメルテオンにおいても、同様です。血中半減期だけでは判断できないことも示されています。慢性に服用している人はそのリスクは下がるといわれていますが注意しましょう。特に薬物開始時や増量時は、数日は運転を控えて、様子をみて再開することが適切といわれています。一方、精神状態が不安定で寝られないまま運転することも、事故率を高めますから、その場合は適切に薬を使って、治療することが大切であると考えます。

すこし複雑な話になったかと思いますが、しっかり医師の説明を聞いていただきたいと思います。

〈市販薬でも効果はあるの?〉

処方箋なしで薬局で睡眠改善剤を買うこともできます。

眠気をもたらす成分はジフェンヒドラミンです。これはヒスタミンをブロックする作用があり、鼻炎、アレルギーなどに使われています。眠気はもたらしますが、催眠作用は数日で耐性ができるとされ、注意障害など認知機能低下も起きやすいので、あくまで数日の使用にとどめ、医師に相談すべきです。

ほかに鎮痛剤で鎮静薬の混じったものもあります。これも使い過ぎに注意が必要です。

4　睡眠障害、最新の分類

睡眠障害にはどういう種類があるのかを改めて説明します。

最新の分類には、米国精神医学会の「ＤＳＭ―５」（２０１３年）と睡眠障害国際分類第３版「ＩＣＳＤ―３」（14年）があります。前者は精神科一般で広く用いられ、後者はより詳細で睡眠専門医が用いる分類です。二つは突き合わせて作成されたので、よく似ています。今回は後者を使って説明します。

■不眠症以外も

睡眠障害の大まかな分類は六つです（睡眠障害国際分類第3版〈ＩＣＳＤ－３〉）。

①不眠症

②睡眠関連呼吸障害群
③中枢性過眠症候群
④概日《がいじつ》リズム睡眠・覚醒障害群
⑤睡眠時随伴症群
⑥睡眠関連運動障害群

もっとも頻度の高い「不眠症」についてはすでに説明しましたが、さらに補足します。この国際分類では、3か月以上症状が続くものを慢性不眠障害、3か月未満を短期不眠障害に分けます。不眠の頻度は週に3回以上という基準を設けています。この基準に基づけば、週1~2回程度では不眠症でなく、3か月たっていないなら慢性でもない、ということになりますね。週1、2回程度ならとりあえずあまり心配しなくていいかもしれません。

最新分類で注目されたのは、▽眠れないこと自体が病態となる一次性不眠と、ほかの疾患に伴う二次性不眠の区別をなくした▽寝つきは悪くなく時間も取れているが休息できた気がしない熟眠障害を不眠症から外した――ことです。熟眠障害が主観的評価によることが多いことや、実は②睡眠関連呼吸障害や⑥の睡眠関連運動障害をもつ人が少なくないためです。「安易に不眠症とせず、きちんと調べましょう」ということですね。

「②睡眠関連呼吸障害群」には、閉塞性と中枢性の無呼吸症候群などが含まれます。前者が内科や耳鼻科で対象になりやすい病気です。

「③中枢性過眠症候群」にはナルコレプシーのほか、いくつか分類されています。夜寝ているのに日中眠くて起きていられないことが主訴となる病気です。

「④概日リズム睡眠・覚醒障害群」は、本来ヒトにある約24時間の睡眠覚醒リズムが不安定になったりずれたりする病気です。

「⑤睡眠時随伴症群」は、英語でパラソムニアといわれます。睡眠中に繰り返しおきる望ましくない身体現象がまとめられていて、睡眠時遊行症（夢遊病）や夜《や》驚症《きょうしょう》、金縛り、悪夢障害などが含まれます。

「⑥睡眠関連運動障害群」には、むずむず脚症候群や周期性四肢運動障害などが含まれます。

　医学用語ばかりで恐縮です。不眠や過眠、リズム、寝ている時の運動に関連したものが眠りの病気だと理解してください。

■「病気」との境界は？

「診断」にはできるだけ明確な境界が設けられます。それがしばしば研究や治療方針を考える上で有効だからです。しかし病気と正常の境界はたいてい明確ではありません。この間に「不健康」あるいは「未病」という状態を置くこともありますね。

私は患者さんに「自分ひとりでは、どうにもできないのが病気ですよ」としばしば言います。一人で頑張りすぎないのが大切ではないでしょうか。医師や家族の力を借りながら、要はどう対処できるかが大切です。

〈運転中に眠くなる？〉

居眠りが原因の交通事故は、1～3％程度といった調査から16～20％といった調査まで差があるようです。

運転免許更新者を対象にしたある調査では、「運転中に眠くなることがある」40・4％、「居眠り運転したことがある」20・3％、「実際に事故を起こしたことがある」10・4％と高率です。

事故防止には睡眠時無呼吸症候群がないかどうかを調べることが重要です。「寝不足でないはずなのになぜ」と思うなら早めに受診してください（第3章参照）。

◆本章のポイント◆

1、どのような病気も「気づき」が大切。自己点検にはアテネ不眠尺度などがある。

2、不眠のタイプには、入眠障害、中途覚醒、早朝覚醒、熟眠障害がある。

3、睡眠薬の種類は多いが、ベンゾジアゼピン受容体作動薬と言われる薬は適正な使用が特に近年注意喚起されている。

4、睡眠障害には、不眠症のほか、過眠症、リズム障害、睡眠時の運動、睡眠時の呼吸に関連した病気が含まれている。

第3章　働く人と睡眠障害

本章で以下取り上げる睡眠障害は、すべての年代に生じるものです。しかし働く人に特に頻度が高く、健康と仕事への影響力が強いと思われるものを取り上げました。家庭の大黒柱が病気になることは、家の生計に直接かかわり、そのことが家族全体の健康や生活に影響します。端的に現れるのは過労死・過労自死の場合でしょう。健康への知識もつけたいものです。

1　概日リズム障害①——不眠症と似て非なるもの

ヒトにはおおよそ24時間のリズムがあります。名前の通りこの生体リズムが乱れてしまう病気が概日《がいじつ》リズム障害です。自分で日常生活のスケジュールを好きにできるのなら困らないのですが、現実は学校や会社など社会のスケジュールに合わせないといけないので問題がおきます。

2回に分けて概日リズム睡眠覚醒障害についてお話しします。

(表7) さまざまな概日リズム障害　━ 睡眠時間

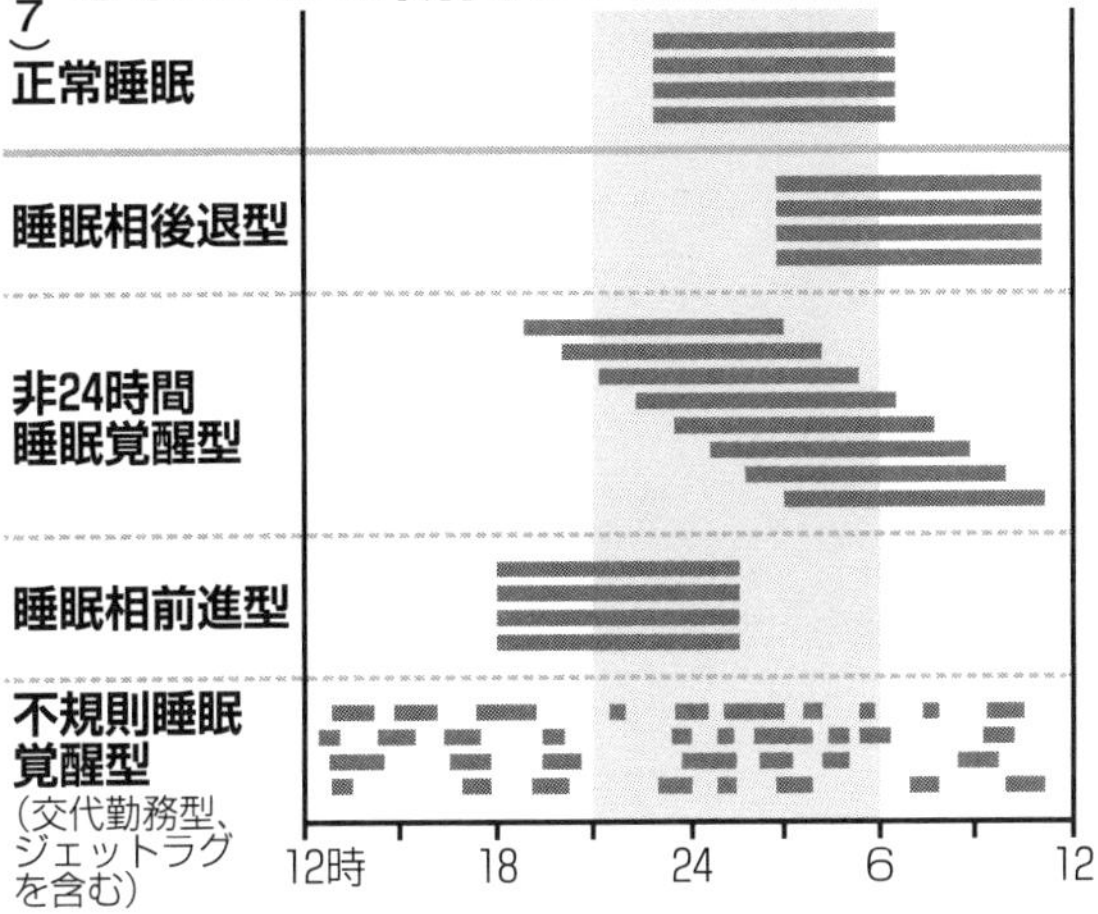

■1日より長い

ヒトの生体リズムの周期は、実は24時間ちょうどではなく、24・3～24・7時間とされています。「1日」より少し長いのです。これを24時間に合わせる必要があり、2種類の同調因子（食事などの社会生活リズムと光）が鍵となります。概日リズム障害は、そもそも脳内で睡眠をコントロールしている生物時計やこうした同調因子のバランスの問題から発生します。

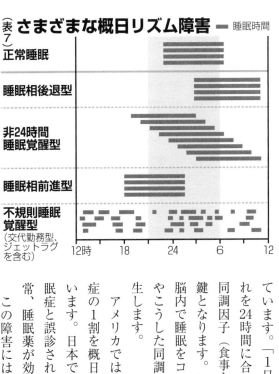

アメリカでは、外部に要因がある慢性不眠症の1割を概日リズム障害が占めるとされています。日本ではあまり知られておらず、不眠症と誤診されている可能性があります。通常、睡眠薬が効かないので問題ですね。

この障害には、▽睡眠相後退型▽非24時間睡眠覚醒型▽睡眠相前進型▽不規則睡眠覚醒型―があり、仕事上の交代勤務型や海外旅行時のジェットラグ（時差ぼけ）症候群も含まれます（表7）。

睡眠相後退型は、自分の眠りたい時刻よりも入眠が2時間以上遅れてしまい、起きないといけないときに起きられません。青年期では有病率が7％以上にもなるといわれますから多いですね。この病気は、うつ状態の合併が多く、注意欠如・多動性障害（ADHD）などの結果生じることもあるとされ、単なる怠けではないかと誤解しないようにしたいですね。

■光浴びる治療

治療は、食事など生活に一定のリズムをつけたり、高照度光療法といって朝に光を一定時間浴びたりする同調因子を強める方法、メラトニン療法、ビタミンB12療法などを行います。クロノセラピーといって寝る時間を2時間ずつ遅くする方法もあります。

「朝型」「夜型」には体質的要素や年齢の影響などもあります。病気というより夜更かしなど睡眠衛生が適切でない場合もあるので注意が必要ですね。

〈時差ぼけ、どう克服〉

時差のある地域にジェット機で移動したとき、不眠、眠気、疲労感、頭痛、抑うつなどがおきますね。これがジェットラグ（時差ぼけ）です。日本からアメリカに行くような東方向への飛行で特に症状が重くなります。

東向きへの対策は、移動の前に先に現地に合わせて寝る時間をできれば3時間程度は徐々に早めてゆき、飛行機に乗る前に時計を現地に合わせ、乗ったら最初から眠り、着いたら朝の光をしっかり浴びることが大切です。

2　概日リズム障害②――交代勤務が周期を乱す

24時間社会の現在、日本では労働者の20％以上が交代勤務につき、そのうち80％が睡眠障害を訴えていると報告されています。今回は多くの方が直面している交代勤務障害を取り上げます。

■事故が3倍に

交代勤務障害は、概日リズム障害の一つです。本来は寝ている時間に仕事をするため体のリズムが乱れてしまい、不眠や過眠が生じる病気です。睡眠時間が短くなり、質も悪化

（表8）
交代勤務の例 病棟看護師の場合

日勤8：30〜17：00　深夜勤0：30〜9：00
夜勤16：30〜9：00　準夜勤16：30〜1：00

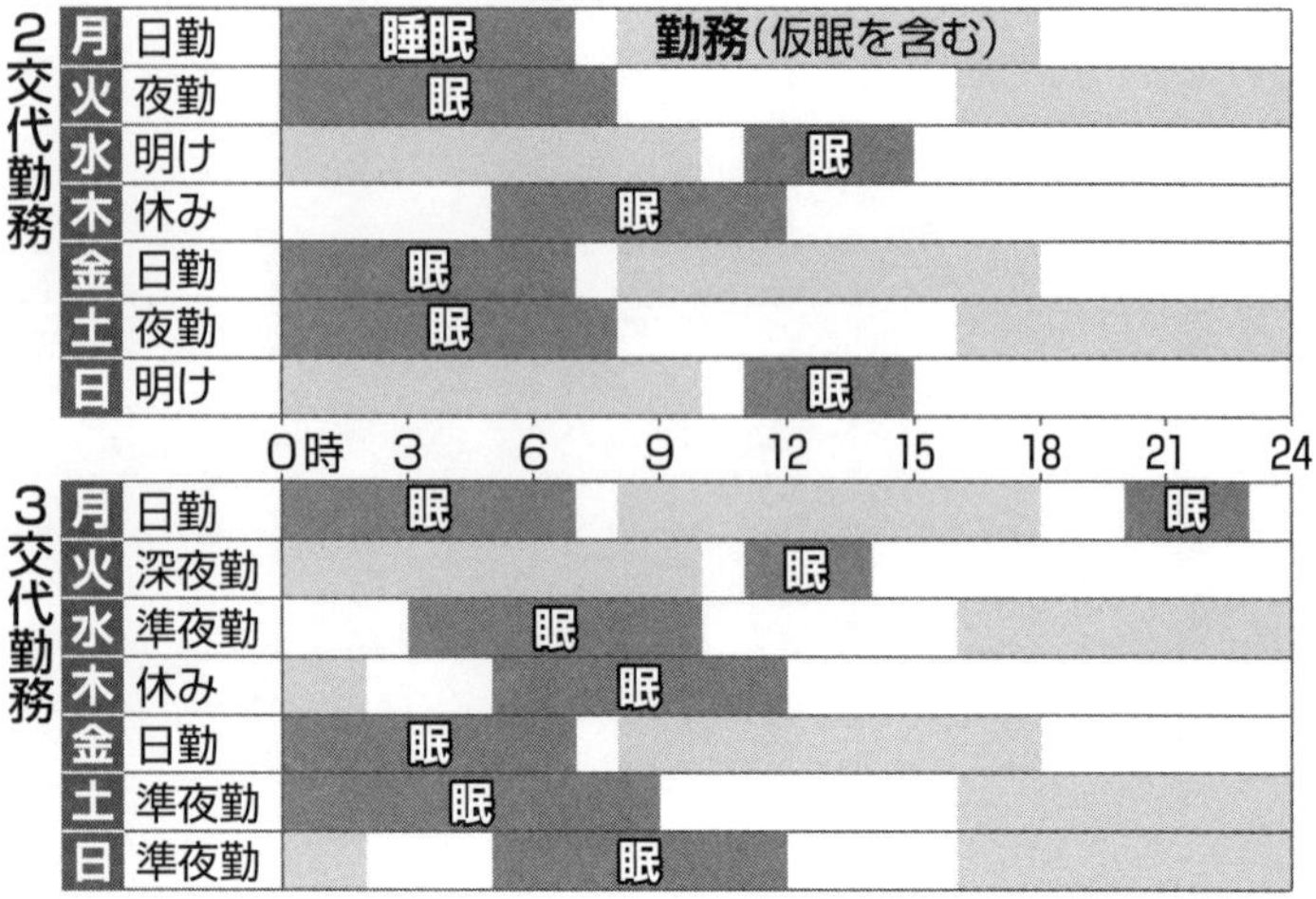

し、めまいやたちくらみ、吐き気や下痢などの自律神経症状が出現しやすくなります。仕事の効率性が低下し、作業中や通勤中の事故が3倍も増加するという報告もあります（表8）。

　すでにお話しした通り、ヒトの生体リズムは約24時間です。例えば、睡眠ホルモンであるメラトニンをはじめ各種ホルモン、睡眠、体温などは、この約24時間周期で同調しあって働いています。しかし、夜間睡眠中の本来体温が低くなるべき時に活動すると、これらの同調が崩れて発症するという仕組みです。

　交代勤務が始まってから睡眠障害が発生したという関連があれば、交代勤務障害と診断します。もともとの概日リズム障害や睡眠時無呼吸症候群などと間違わないようにしないといけません。

■夜勤時間短く

健康をどう守ればいいのでしょうか。交代勤務といっても、夜間勤務や早朝勤務、ローテーション勤務など職種によってさまざまです。しかし、いずれも仕事に体を無理やり同調させるのは本来避けたいですね。それでも遅寝遅起きといった睡眠が夜型の人は、比較的交代シフトに耐性があるとされますが、早朝勤務には朝型の方が適応しやすいといえます。

もともと睡眠が不安定な方や神経質な方も交代勤務は避けたいところです。どうしても仕事に就かざるをえない場合、条件として、できるだけ夜勤時間を短く8時間以内に、夜勤後の自由時間は16時間以上確保できたらと思います。夜勤明けに睡眠がとれるように、遮光カーテンなども使いながら静かで暗い部屋にする環境調整も大切です。

発症したら、光の浴び方、睡眠や休息を工夫し、さらに睡眠薬を使うこともあります。

〈夜勤明けはサングラス〉

交代勤務の看護師さんは、一般の3倍以上不眠を訴えることが多く、乳がんなどのリスクも上がるといわれます。精神的にもストレスの多い仕事ですから、一層睡眠が大切です。

3交代の場合、体内リズムに合わせて、「日勤→準夜勤→深夜勤」と8時間の正循環が良いとされます。深夜勤明けの帰宅時には、▽サングラスで太陽光を避ける▽次が日勤なら午前中の早い時間に睡眠を確保し、多少睡眠不足でも昼間活動して夜寝やすくする――など、寝るタイミングの工夫をしています。

3　無呼吸は心疾患の危険

今回は、睡眠時無呼吸症候群についてお話しします。居眠り運転事故の背景、メタボリック症候群の危険因子として、近年特にマスコミなどでも取り上げられています。

名前の通り、睡眠中に無呼吸あるいは低呼吸になり、繰り返し睡眠が分断され、日中過度に眠くなります。注意しないといけないのは、眠気の自覚がなく、不眠、倦怠《けんたい》感、集中力低下などが生じる場合もあり、不眠症と間違われてしまうことです。

■肥満なくても

この睡眠時無呼吸症候群には、発生メカニズムの違う二つの病気があります。一つは気道が狭くなり息が通りにくくなっておきる閉塞《へいそく》性です（図4）。もう一つは脳にある呼吸中枢の問題と考えられる中枢性です。

気道は、肥満、扁桃《へんとう》肥大や、顎《あご》が下がるといった原因で狭くなることが多く、日本人は顔の骨格から肥満がなくても起きやすいといわれます。二つのメカニズムが混合している場合も少なくありません。定義にもよりますが、有病率は男性4％、女性2％といわれ、頻度の高い病気です。加齢にともない増える傾向があります。診断基準はすこし違いますが、子どもにもあります。

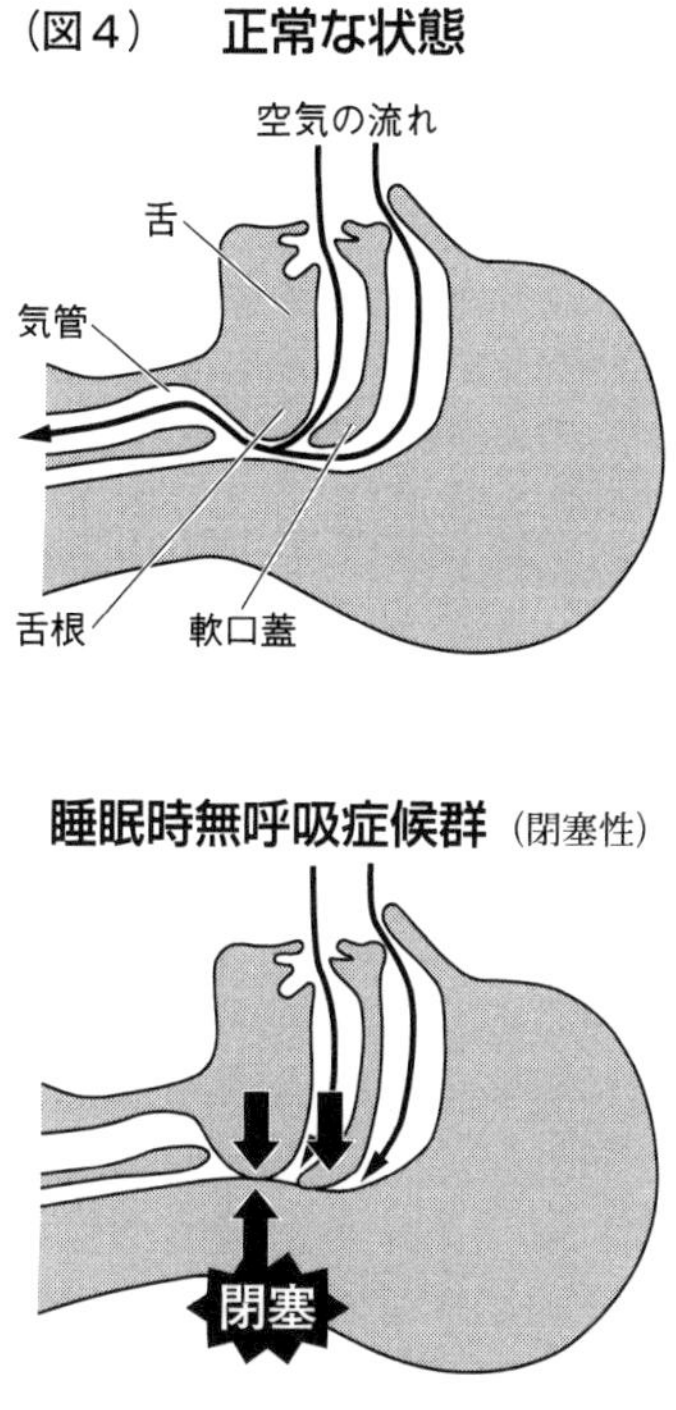

■家で簡易検査

大事なのは、まずは疑

い、調べて早期発見することです。事故にもつながりますし、この病気は交感神経の興奮の持続や、低酸素血症が起きるため、最終的に高血圧、糖尿病、心血管疾患などを引き起こします。無症状の場合もあり、例えば10秒以上息が止まっているなど、同室で寝る人が気づく場合もよくあります。

検査は、家で実施可能な簡易型の装置でスクリーニングして、さらに一晩入院して精査し診断する段取りとなります。

治療は、無呼吸の背景によりますが、気道が狭くならないように圧をかける気道陽圧療法があり、特に鼻にマスクをする装置をつけて寝るＣＰＡＰ（シーパップと呼ばれます）が有効です。ただし使用にあたっては医師の指導に従ってください。耳鼻科で手術したり、歯科でマウスピースを作ってもらったりという場合もあります。

不眠症と間違えて睡眠薬を使うと、筋肉を弛緩させる薬の副作用で顎の周りの筋肉が緩んで下がり――お酒を飲んで酔って寝たあとのように――気道が狭くなって無呼吸が一層悪化する危険があるので気をつけましょう。

〈「家族の気づき」が大切〉

診断基準にも「ベッドパートナーが、患者の睡眠中の大きないびき、呼吸中断、またはその両方を報告する」という項目があります。年をとって飲酒していると、いびきがうるさく部屋を別にしているご夫婦もあるかもしれません。でも、たまには気をつけてあげてください。

男性に多い病気ですが、更年期以降は女性にも増えます。お互いに気遣いあいですね。どんな病気にも夫婦仲の良いことは予防につながりますから。

4　ストレスから寝不足に

ほとんど日常語にもなっている「ストレス」は、もともと物理学用語です。簡単にいえば圧力です。風船を抑えるとくぼみますね。これがストレスです。まず、ストレスが体にどのように影響するかを説明します。

■「危険」と信号

ストレスがかかると、緊張や興奮、そして動悸《どうき》などの自律神経の反応がでます。これはホルモンと自律神経系の二つのルートで生じます。

一つは、ストレスに対抗するため副腎皮質ホルモンのコルチゾールの分泌が増えます。

ステロイドという薬名でなじみのある方もいらっしゃるでしょう。ステロイドはストレスに対する生体の力を一時的に強くする働きがあります。

もう一つは、交感神経を通じて副腎髄質からアドレナリンが分泌され、血圧上昇、呼吸増大、発汗などを起こします。体が危機（過剰なストレス）に対応しようとするのです。

この二つに大きく影響するのが、近年特に注目されている脳の深部にある扁桃体《へんとう》です。情動の中枢といわれ、うつ病や不安障害ではこの扁桃体の働きに異常が起きていることがわかっています。さらにこの扁桃体を制御するのが前頭葉です。興奮して「危険だ」と信号を出しやすい扁桃体をなだめているようなものです。

■鍵はレム睡眠

生活の中でさまざまな妨げ要因（表9）の影響を受ける睡眠との関係はどうでしょうか。

まず、コルチゾールも交感神経も人を覚醒させ睡眠を減らします。だからストレスで不眠になるわけです。さらにストレスでは感情の処理も大切ですが、不眠が続くと扁桃体に対する前頭葉のコントロールが悪くなることがわかってきました。寝不足になると気分が沈みやすく、いらいらしやすいのはこのためです。ヒトにとって大切な前頭葉は不眠に弱

（表９） 睡眠の妨げとなっていること

女性

健康状態	**15.3%**
仕事	**13.6%**
家事	**13.4%**
就寝前の携帯電話など	8.1%
育児	6.5%
睡眠環境	5.4%
介護	2.6%
通勤・通学の所要時間	2.4%

男性

仕事	**23%**
健康状態	**12.6%**
就寝前に携帯電話、メール、ゲームなどに集中すること	**7.7%**
睡眠環境（音、照明など）	5.1%
通勤・通学の所要時間	4.9%
育児	1.8%
家事	1.2%
介護	0.9%

※複数回答。対象は20歳以上の男女7054人、厚生労働省「国民健康・栄養調査報告」（2015年）

いのです。

もう一つのストレス対処の鍵は、レム睡眠です。寝不足になると、真っ先に削られるのがレム睡眠です。実は、このレム睡眠中にコルチゾール分泌が増えストレス対処するとともに、さまざまな感情を処理しているといわれます。

実験でも、レム睡眠がとれないと感情が不安定で刺激されやすくなり、自律神経が不安定になることが示されています。過労死や過労自殺に関連すると考えられています。

■過重労働と睡眠障害、そして労災

労働者と睡眠障害の関係では、交代

勤務が概日リズム障害を引き起こしたり、ストレスが睡眠障害を引き起こしたりすることは、すでに説明しました。

もう一つ重要なことは、長時間の過重労働との関連です。全国では2015年度に過労死（脳・心臓疾患）795件、過労自殺（精神障害）1515件の労災請求がありました。これでも氷山の一角といわれますが、こうした過労死には多様な要因があるとはいえ、その最大の要因は長時間労働です。長時間労働が睡眠不足と疲労の蓄積をもたらすことによって過労死が生じます。労働者の健康を守るためには、この長時間労働を改善させることが焦眉の課題となっています。

労災認定基準では、「恒常的な時間外労働等の負荷が長期にわたって作用した場合、『疲労の蓄積』が生じ、（中略）脳・心臓疾患を発症させることがある」として、1か月間に100時間、また2～6か月にわたり月平均80時間以上の時間外・休日労働が認められた場合、業務と発症との関連性が強いと評価されます。また精神障害については、「発症直前の3週間で120時間以上、1か月で160時間以上あるいは2か月連続して1か月120時間以上、3か月連続して1か月あたり100時間以上」の時間外労働を行った場合、関連性が「強」とされます。

この基準はあまりに厳しい基準であり改正が必要であると考えますが、いずれにしても長時間労働が睡眠不足を招き、1日4～6時間以下の慢性的な睡眠不足がそれぞれの発症に関連することが公に認められています。

絶対的な睡眠時間の不足が、レム睡眠さらに徐波睡眠を減らし、自律神経を不安定にさせ、情動コントロールを悪化させ、疲労蓄積を促進することで、脳卒中や心筋梗塞による突然死、うつ病による自殺を引き起こすわけです。もちろん睡眠不足が日中の眠気となり、作業中の事故や通勤時の交通事故にもつながりますね。本来24時間を仕事、家庭（プライベート）、睡眠とほぼ3分の1ずつにできるのが自然ですが、長時間労働では、家庭の時間をほとんど削っても追い付かず、睡眠時間も削り、結局ストレスを癒す場も時間もなくなるわけです。心身が追い詰められるはずですね。

２０１４年11月過労死等防止対策推進法が施行され、さらに２０１５年大綱が閣議決定されました。そこでは労働時間に関する言及がなされ長時間労働の削減が明記されました。実際は、人手不足や忙しさを理由に睡眠の大切さが多くの事業所でまだまだ軽視されています。しかし現在職域のメンタルヘルス活動において、睡眠衛生活動が注目されてきています。それには睡眠不足が労働者の心身の不健康を引き起こすだけでなく、安全のためのリスク管理や労働生産性低下を防ぐ企業側の意図もあります。政府の「働き方改革」には、実は「働かせ方改革」の中身がないか注意すべきなのと同様ですが、働く人一人ひとりの立場にたって長時間労働の改善によって睡眠障害さらには過労死を予防していきましょう。

〈職場でもお昼寝ですっきり〉

ヒトには24時間だけでなく、12時間のリズムもあります。ですから、夜も寝ているのだけれども午後にも眠くなるのは自然です。

「職場で昼寝なんてけしからん」という人もいるかもしれません。でも、昼寝の習慣がある国もあります。日本でも江戸時代まで昼寝は当たり前でした。

ただし、職場では午後3時前の20分間程度が適当です。頭がすっきりと目覚めやすいからです。深い徐波睡眠にはいる前に起きるので疲労の回復とまではいきませんからご注意ください。

◆本章のポイント◆

1、夜勤や交代勤務は、不眠のほかに、癌《がん》になるリスクさえ高まる。自然のリズムにできる限り合わせることが大切である。

2、睡眠時無呼吸症候群は、作業事故の重要な原因の一つである。治療法もある病気であり、チェックし早期に見つけ出す必要がある。
3、睡眠の具合は、ストレス状態の程度を示すサインともなるし、またストレス状態を和らげる〝薬〟ともなる。過度のストレスは人に死さえもたらしうる。

第4章　子どもの成長と睡眠障害

子どもにもさまざまな睡眠障害があります。他の病気と同様に子どもの成長と関連します。この章では、特に子どもの年代に見られやすい病気を取り上げるとともに、発達障害や不登校といった子どもの抱える困難の一端を理解するために、睡眠障害との関連についても学んでみましょう。現代の子どもは昔とは違った質と量のストレスを抱えやすく生きにくくなっていることに大人は気づきを高めたいものです。ナルコレプシーは思春期に発症する場合が多いのでこの章で取り上げます。

1　不眠の病は子どもでも

眠りは子どもにとっても重要な問題です。外国の研究では乳幼児は最低10時間の夜間睡眠時間が必要です。

■日本は寝不足

17か国・地域を対象にした国際的な比較研究によると、昼寝を含む日本の乳幼児の総睡眠時間は最短の17位で、1日11時間40分ほど。一番長いニュージーランドと比べ、1時間

乳幼児の睡眠時間の国際比較

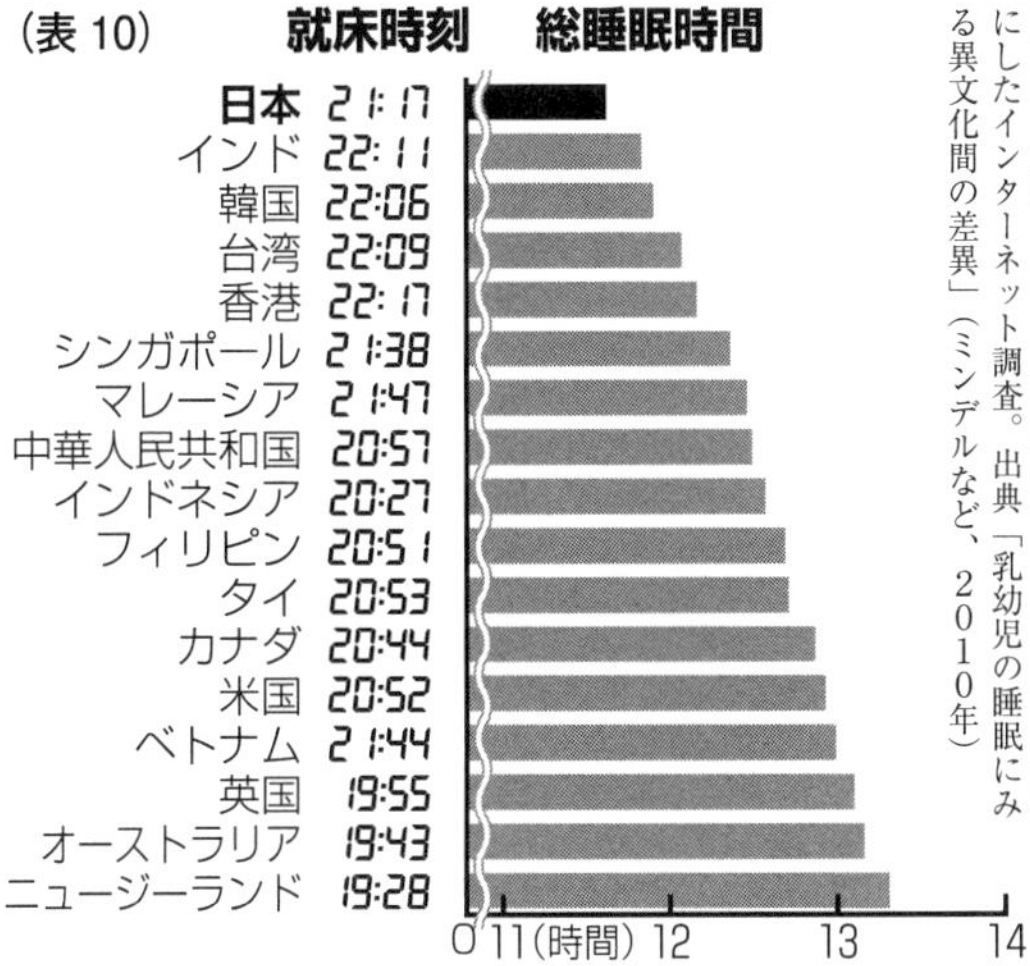

17カ国・地域の0～6歳児（2万9287人）を対象にしたインターネット調査。出典「乳幼児の睡眠にみる異文化間の差異」（ミンデルなど、2010年）

40分も短くなっています（表10）。

　起床時刻だけをみると、乳幼児、小学生、中学生いずれの段階でも、日本と各国の子どもに大きな違いはありません。しかし、就床時刻は日本の子どもの方が50～90分も遅いという結果が出ています。学校の成績、認知機能、多動、運動能力など、神経系を含め心身の発達に睡眠不足が関連していることが明らかになっています。

　子どもの不眠は、本人よりも養育する人が困るという場合も多いでしょう。しかし、受診させても単に「寝ぐずり」で、子どもはそんなものですよといわれてしまうかもしれません。ただ、中には病気の場合もあります。

■生活習慣を見直す

第5章で説明しますが、レストレスレッグ症候群（むずむず脚症候群）は小児でも珍しくないことがわかってきています。しかしそれがあまり知られていません。大人の場合と基本的には同じですが、子どもではうまく表現できないことがあるため、周りからの気づきが大切です。夕方から寝る前に下肢の持続的な不快感が生じ、そのために泣き叫んだり、脚を布団にこすりつけたりしていると、疑う必要があります。

第3章で説明した睡眠時無呼吸症候群も健常幼児の2％に見られ、就学前の子どもに頻度が高いとされています。閉塞型で一番多い原因は扁桃肥大のために気道が狭くなり、空気の通りが悪くなり、▽いびきをかく▽吸気時に胸がへこむ▽苦しそうにもがく▽腹ばいでしか寝ない――などがあると疑います。

子どもは睡眠と覚醒の切り替えが未発達で、睡眠時随伴症もよく見られます。代表的なものは、▽夜寝ていて突然悲鳴を上げる（睡眠時驚愕《きょうがく》症）▽起き上がって歩く（睡眠時遊行症）▽泣いたり叫んだりする（錯乱性覚醒）――などがあります。すべてノンレムの深い睡眠から生じ、数分から数十分で終わります。無理には起こさず、けがしないように見守ることが大切です。ほとんどは思春期までになくなります。

特に子どもの場合は、安易に薬に頼らず、▽光や音の睡眠環境を整える▽日中の活動を増やす▽夜間の刺激的な飲食物、テレビ、ゲームなどの覚醒刺激を避ける▽朝起きて朝食をとる――など生活習慣を変えることが基本です。

〈「おねしょ」がなおらない〉

５歳以上でおねしょが３か月連続週２回以上ある場合、夜尿症（睡眠時遺尿症）と診断されます。睡眠時随伴症の一つで、６歳でも10％くらいはあるようです。頻度が高く、成長しても続く場合は、泌尿器科を含め精査してもらいましょう。

原因は不明ですが、親もそうだったという場合が結構あります。薬を使う場合もありますが、排尿習慣や飲水などに気を付けてあげて、おおらかに見守ってあげましょう。

２　居眠りも病気の可能性

不眠症の人にとって、寝すぎるぐらい寝られるというのはうらやましい話かもしれません。しかし「これが日中でも起きたら」と想像すると大変ですね。

■3か月も続く

「広い意味での過眠症」とは、日中の過剰な眠気が3か月以上も続き、日常生活に支障をきたすものをいいます。その中には、▽一番頻度の多い寝不足▽睡眠時無呼吸症候群や睡眠関連運動障害から起きるもの▽睡眠覚醒の中枢がうまく働かないために起きる「狭い意味での過眠症」（中枢性過眠症）があります。

寝不足といっても「睡眠不足症候群」という診断名があり、これは習慣的に睡眠時間が量的に不足しているものです。ちゃんとした診断と生活指導で改善します。

今回は中枢性の過眠症について紹介します。診断にあたり、過眠をきたすほかの病気がないことをまずは確かめる必要があります。

■突然脱力する

中枢性過眠症の代表格は〝居眠り病〟ともいわれるナルコレプシーです。日本人では600人に1人の有病率といわれ、珍しい病気ではありません。特徴は、繰り返す過眠症状と情動脱力発作です（表11）。

過眠は発作性で、食事中や試験中など普通はまさか寝ないだろうというときに眠ってしまいます。気が付いたら寝ている場合もあります。短時間の居眠りですっきりするのですが、また眠気が出てしまいます。

情動脱力発作は、笑ったときや驚いたときに筋肉の緊張が突然取れてしまい、ろれつが回らないとか膝がガクンとなってしまいます。数秒から数分で戻ります。

大体思春期に居眠りを繰り返して発症し、やがて情動脱力発作も伴ってくるという経過が多いのです。そのため、最初の居眠りだけだと、「思春期で夜更かしをして寝不足なんじゃないか」と間違えられるかもしれませんね。夜間の途中覚醒も結構あります。

さらに、ナルコレプシーには幻覚妄想を伴うことや金縛りをしばしば繰り返す場合がありますので、ほかの病気と間違わないようにしないといけません。原因は不明ですが、オレキシンという覚醒物質を出す神経の働きが落ちていることが明らかとなっています。

このほか、特発性過眠症や反復性過眠症といった過眠症もあります。こうした中枢性の過眠症が疑われる時は、

（表 11）

ナルコレプシーの発症は10代が多い

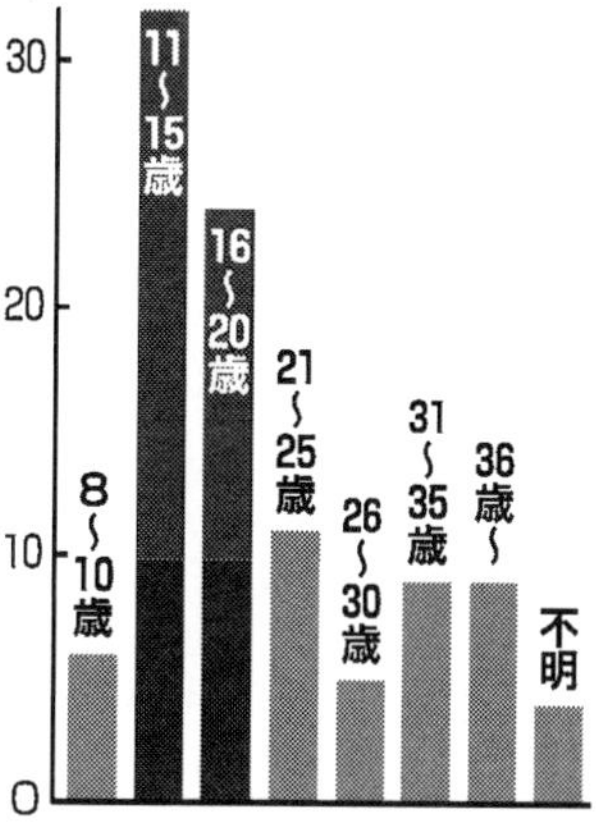

NPO 法人日本ナルコレプシー協会調べ（2008 年調査、対象 100 人）

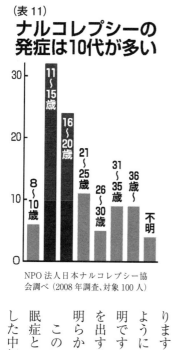

睡眠専門外来で精査してもらいましょう。

〈ナルコレプシーの主な症状〉

○睡眠発作

食事中や試験中など、「まさか寝ないだろう」という時に眠ってしまう

○情動脱力発作

大笑い、怒り、驚きなどに際し、筋肉の緊張が突然とれ、倒れたり、力が抜ける

○幻覚妄想

入眠時に非常に怖いリアルな悪夢を見る

○金縛り

寝入りばなや寝起きに体が動かない

■発達障害と睡眠の問題

日本の子どもたちは、幼児も含めて諸外国に比べて睡眠時間が短いことは前述のとおりです。そして不十分な睡眠が健全な発達の障害になることも明らかで、乳幼児早期に短時間睡眠であった子どもは、十分な睡眠をとって育った子に比べて、6歳時に多動である率が高いといったデータなどがあります。学校でも職場でも、近年特に注目されている発達

障害ですが、その睡眠の問題について説明します。

現在発達障害は、広く使われすぎてだれもが使う言葉になっているために不明瞭なものになっています。概ね、知的障害、自閉スペクトラム（ＡＳＤ、広汎性発達障害）、特異的発達障害（学習障害）、注意欠陥多動性障害（ＡＤＨＤ）を含んでいます。小児及び思春期のＡＳＤでは、44～88％に睡眠の問題があるといわれます。寝つきにひどく時間がかかったり、途中覚醒したときの再入眠に２～３時間もかかったりすることがあります。

同様にＡＤＨＤの子どもの場合でも寝つきや途中覚醒が25～50％に見られると報告されています。さらにＡＤＨＤでは、睡眠時無呼吸症候群、レストレスレッグ症候群との関連も指摘され、昼間の眠気も定型発達児童より高率であるといわれます。

こうした睡眠の問題が、本人の悩みとなり、もともとの多動、社会性の障害、常同行為や強迫症状の悪化につながることも知られています。当然家族の悩みともなりますね。睡眠の問題から背景にある発達障害の存在がうかがわれたり、また発達障害の療育に睡眠障害が影響を与えたりしますから、発達障害の予防や早期発見、障害となっている行動の改善に関係します。

ではどう対応するかですが、基本的には養育する人に対してや、本人に対して理解しやすいように睡眠について生活指導していくことが第一となります。これは睡眠障害をもつ定型発達の子どもたちへの対応と変わりません。理解を促進するために図示などの工夫は必要でしょう。そして同様に大切なのは、やはり背景を把握することです。保育園や学校での適応はどうか、ストレスがどうなっているのかに周囲の人も気付いてサポートすることが大切だと考えます。発達障害は、認識の発達や関係の発達の遅れがみられます。しかし遅れの程度はさまざまですし、特性と呼ばれる認識や関係の持ち方の得手不得手の程度や内容も一人一人違います。子どもとの関係づくりを通じて特性を理解し支援してゆくことで、正常な睡眠もさらに発達の遅れも取り戻していけるかもしれません。もちろん合併した睡眠障害を見逃さないことも大切ですね。それに応じた治療法があるかもしれませんから。

■不登校と睡眠障害

不登校の子どもの代表的な睡眠障害に、睡眠・覚醒スケジュールの障害である睡眠相後退症候群がしばしば取り上げられるように思います。不登校の子どもさんも多いですし、それを悩むご家族も多いと思われるので、それらの関連について説明したいと思います。

学校に行かない、あるいはいけない児童・思春期の子どもについて、不登校という言葉が使われるようになったのは１９６０年ぐらいからです。しかしその不登校の意味するところ、子どもたちの心のありようはずいぶん変化しているといわれます。かつては周囲からみると優等生であるのに、自分の目標や親の期待にそえないと自己不全感が強くなり葛藤して学校にいけなくなるタイプが多くみられました。しかしその後社会的にも、学校に行く意味合い、本当にいい就職につながるのかという疑問が広がるようになり、不登校はどの子でも起きうる現象となっています。さらに近年は、いじめの問題、子どもたちの人間関係のストレスも大きな背景となっています。こうしてみると、不登校には学校の変化、大人社会の変化の影響など心理社会的な要因が大きいことが推測できます。

しかし一方で睡眠障害の合併がいわれるのは、不登校の子どもたちが、しばしば夜寝るのが遅くなり、朝必要な時間に起きられないということも問題となるからです。不登校でなくても高校生の250人に一人にこの障害があるという推計もあります。不登校ではこれよりはるかに高率であるというデータがあります。実際は寝られないせいで、夜スマホやネットゲームをしているのかもしれません。良いのか悪いのか、現在は夜中なんらかの形で時間を過ごす手段もあります。それを「怠け」や「スマホ・ゲーム依存」と考えていいのか、やはり本人の気持ちや考えをよく聞いていく必要があります。起きたいのに起きられないということが1か月も続くようなら、小児科や心療内科で一度診てもらったらよいのではないかと思います。

ただ不登校の子どもたちの学校へ行こうという動機づけが高まって、実際登校を再開した場合、それまでずれていたリズムも改善するという場合も多いのです。つまり睡眠相後退症候群が治ったということです。また不登校の子どもでは、旅行や自分の好きなイベントに参加する時にはちゃんと電車に間に合うように起きられるということもしばしばです。

こうして考えると、問題解決には、第一にその子の不登校の背景をよく理解し心理社会的な対策を考えることが大切です。そして補助的に睡眠障害治療のノウハウ、すなわち医療的な対応や睡眠衛生指導を活用するということが大切です。リズムの回復のために、寝る前にスマホなどの光刺激を避けるなどの生活習慣の改善ですね。もちろん不登校の背景にうつ病などのこころの病があるという場合もありますので、見逃さないようにしておきたいものです。

◆本章のポイント◆

1、日本の子どもは世界的にみて睡眠時間が短すぎる。この責任は大人にある。

2、子どもの睡眠の問題には、成長期の一過性のもの、病気として早期発見し治療の必要なもの、心理環境的な背景を第一に考えないといけないものがある。

3、睡眠の問題は、しばしば子どもの抱える問題のサインである。発達障害や不登校にみるように、睡眠だけの問題とせず、生活や心理面からも全体的に理解する必要がある。

第5章　加齢と睡眠障害、特に認知症の予防のために

年をとるほど、病気が増えますが、睡眠の病気も同様です。ここでは特に加齢に伴い増加する傾向があり、注意の必要な病気を取り上げました。身体や脳の老化に伴い、さまざまな睡眠障害が起き、その中ではやはり不眠症が一番多いのですが、それについては第2章を参照ください。将来ますます増加する認知症は、その人自身、そのケアする人々の大きな関心です。睡眠はようやく関連性に注目の集まってきた分野と考えます。

1　足むずむず寝られない

寝るとき足がむずむずするという方はいませんか。レストレスレッグ症候群（ＲＬＳ）という病気かもしれません。睡眠障害の中では、不眠症、睡眠時無呼吸症候群に次いで有病率の高い病気です。

睡眠中に生じる体の動きによって、不眠、日中の眠気や疲労感などがおきる病気を睡眠関連運動障害といいます。ＲＬＳはその代表的な病気です。むずむず脚症候群ともいいます。

〈むずむず脚症候群（レストレスレッグ症候群）の主な症状〉
○足を動かしたい！
じっとしていられないほどの不快感。ふくらはぎ、太もも、足首の順に現れやすい
○安静時に起きる
ソファやベッドで横になっている時に症状が出る
○動くと改善する
足を動かしたり軽い運動をすると症状が軽くなることが多い
○夕方から夜に悪化
一般的に夜ベッドに入って眠ろうとする時が不快感のピークになる
○妊婦に多い
鉄分の欠乏などが原因となり、妊婦の１～２割が発症するとも

■鉄分の欠乏？

ＲＬＳは、▽足を動かしたいという強い欲求▽じっとしていると出現し動くと改善▽夕方から夜に出現――といった特徴があります。なかなか表現の難しい異常な感覚が脚に生じます。そのため入眠障害や中途覚醒が出現します。背部痛や倦怠《けんたい》感、うつ症状を訴える

こともあります。子どもでは「成長痛」と誤診されることもあり、注意が必要です。

ＲＬＳは妊娠中、鉄欠乏性貧血、慢性腎不全などさまざまな身体的条件に伴いやすく、鉄や貯蔵鉄のフェリチンという物質の低下が関連あるとされています。鉄がドパミンという神経伝達物質の合成に関連しているためです。

治療として、ドパミンの働きを補強する「ドパミンアゴニスト」を処方したり、鉄欠乏が確認されれば鉄の補充を検討します。ただ、程度が軽く頻度も少ないようなら、▽規則正しい生活▽禁酒・禁煙▽カフェイン制限▽温かいお風呂▽ウオーキング▽ストレッチ――といった薬を使わない非薬物療法でよくなることもあります。

■家族が確認を

ＲＬＳにしばしば合併する病気に周期性四肢運動障害（ＰＬＭＤ）があります。睡眠中に片方あるいは両方の足関節の背屈運動が周期的に、無意識に起きる病気です。そのため睡眠が障害されます。

ＲＬＳは感覚に、ＰＬＭＤは運動に症状がでる違いがありますが、共通のメカニズムが考えられています。自分では気づかないので家族の確認が必要です。数秒の筋肉収縮の繰り返しが特徴です。だれにでもありうる寝付いた時の瞬間的な体のびくつきやこむら返りとは違います。足の動きが確認されても睡眠障害がなければ病気とみなされませんので安心してください。

〈歯ぎしりは病気？〉

睡眠中の歯ぎしりも睡眠関連運動障害に分類されます。程度が強いと歯がすり減ったり、顎関節症やそしゃくの筋肉の慢性筋膜痛が生じたりすることもあります。

本人の睡眠への影響は案外少ないのですが、ほかの人の睡眠が妨げられて「なんとかしてよ」となるかもしれません。ストレスの関与が大きいといわれますが、原因は多様です。医学的に心配な場合は少ないものの、歯医者に相談したり、心療内科や精神科を受診したりしてください。

２　寝ているのに動きだす

眠ったはずなのに、あるいは寝ているはずなのに異常な行動が生じる病気を睡眠時随伴症といいます。みなさんご存じの子どものねぼけはその代表格です。

子どもに関連した睡眠障害は第四章でお話ししました。今回は成人に起きやすく、かつ

（図５）

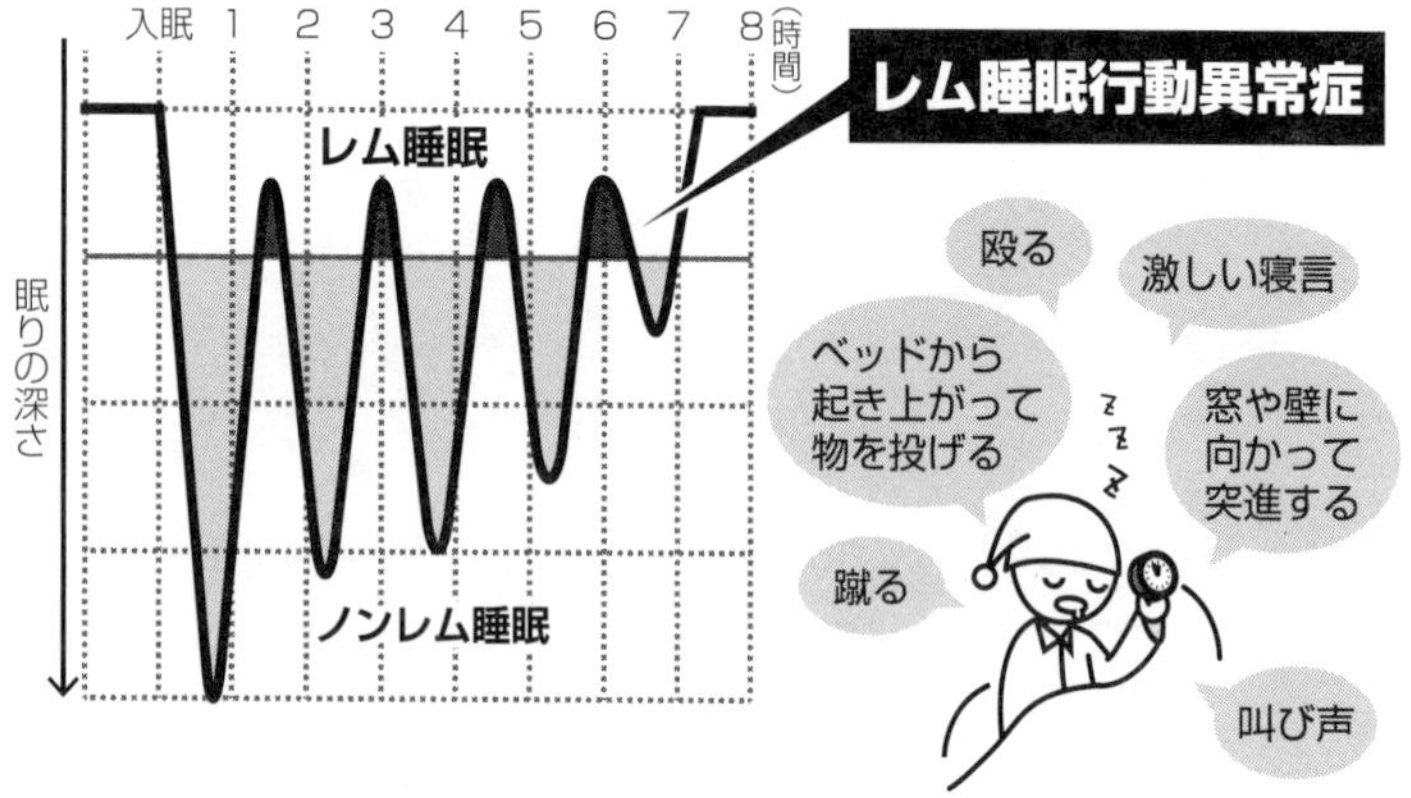

場合によっては重大な結果にもなりうるレム睡眠行動異常症について説明します。

■レム睡眠期に

第１章で、睡眠にはノンレム睡眠とレム睡眠があることをお話ししました。この病気は名前の通り、レム睡眠期に生じるものです（図５）。

レム睡眠期の脳は興奮した状態にあるのですが、全身の筋肉には力が入らないような仕組みになっています。しかし、もしこの仕組みが故障したらどうなるか。本人は寝ているのに、夢の中での行動がそのまま外に現れてしまうのです。この場合、通常悪夢です。

そうすると、夢の内容に関連して、▽激しい寝言や叫び声をあげる▽殴る▽蹴る▽ベッドから起き上がってものを投げる▽窓や壁に向かって突進する

――などさまざまなことが起きます。本人も寝室の同室者も大けがの危険があります。目を覚まさせることは可能で、そうすると夢の内容を語ってくれます。これは病気です。その人が同室者に怒りを持っていて無意識に乱暴した、ということではありません。レム睡眠期に起きますから、レムが多くなりやすい睡眠の後半に出現しがちです。

■危険物を除く

正確な診断には終夜睡眠ポリグラフ検査が必要ですが、同室者の詳しい情報があればほぼ診断可能です。治療には環境調整が大切で、寝室の危険物を取り除き、マットと布団だけにしてけがを避ける工夫が重要です。コーヒーやアルコールなど刺激物を控え、ストレスをためないようにしましょう。クロナゼパムという向精神薬を使うと、しばしば効果的です。

この病気は50代ぐらいから増えます。原因不明が多いのですが、近年、パーキンソン病や認知症の一種のレビー小体型認知症など神経が変性していく病気に併発したり、先行して発病したりすることが注目されています。アルコールや薬物でも起きることがあります。

〈夢ってなんだろう?〉

夢はしばしば荒唐無稽ですが、不思議ですよね。大昔から夢は人の想像力を駆り立て、時には運命の表れとみなされました。心理療法でも夢分析を大切にする分野もあります。私も臨床では時々夢を尋ねます。夢を毎回話してもらい、よくなった神経症の方も経験しています。単なる記憶のでたらめな連鎖とみるにはあまりに意味深ですね。

もちろん悪夢は、たとえば心的外傷後ストレス障害（ＰＴＳＤ）などの症状でもありえます。悪夢障害という病気もあります。

3　認知症で睡眠も乱れる

不眠や昼夜逆転で悩む認知症の方、その介護に悩む方は少なくないでしょう。認知症医療・介護の質と量の向上が求められる現状を踏まえ、認知症と睡眠の関連を考えます。

加齢に伴い、体内時計の中枢である視交叉上核《しこうさじょうかく》の神経細胞が減少したり、睡眠物質のメラトニンが減少したりします。さらに深部体温の変化が乏しくなり、網膜の光感受性も低下するなど体や神経細胞の変化が生まれ、睡眠が乱れやすくなります。

認知症は神経細胞が病的に減っていく病気です。加齢に伴う変化も極端になりがちです。その結果、睡眠は浅く分断され、ちょっとした刺激でも目が覚めやすくなり、リズムもずれて昼間でも眠くなったりします。

（表12）　認知症患者に現れやすい睡眠障害

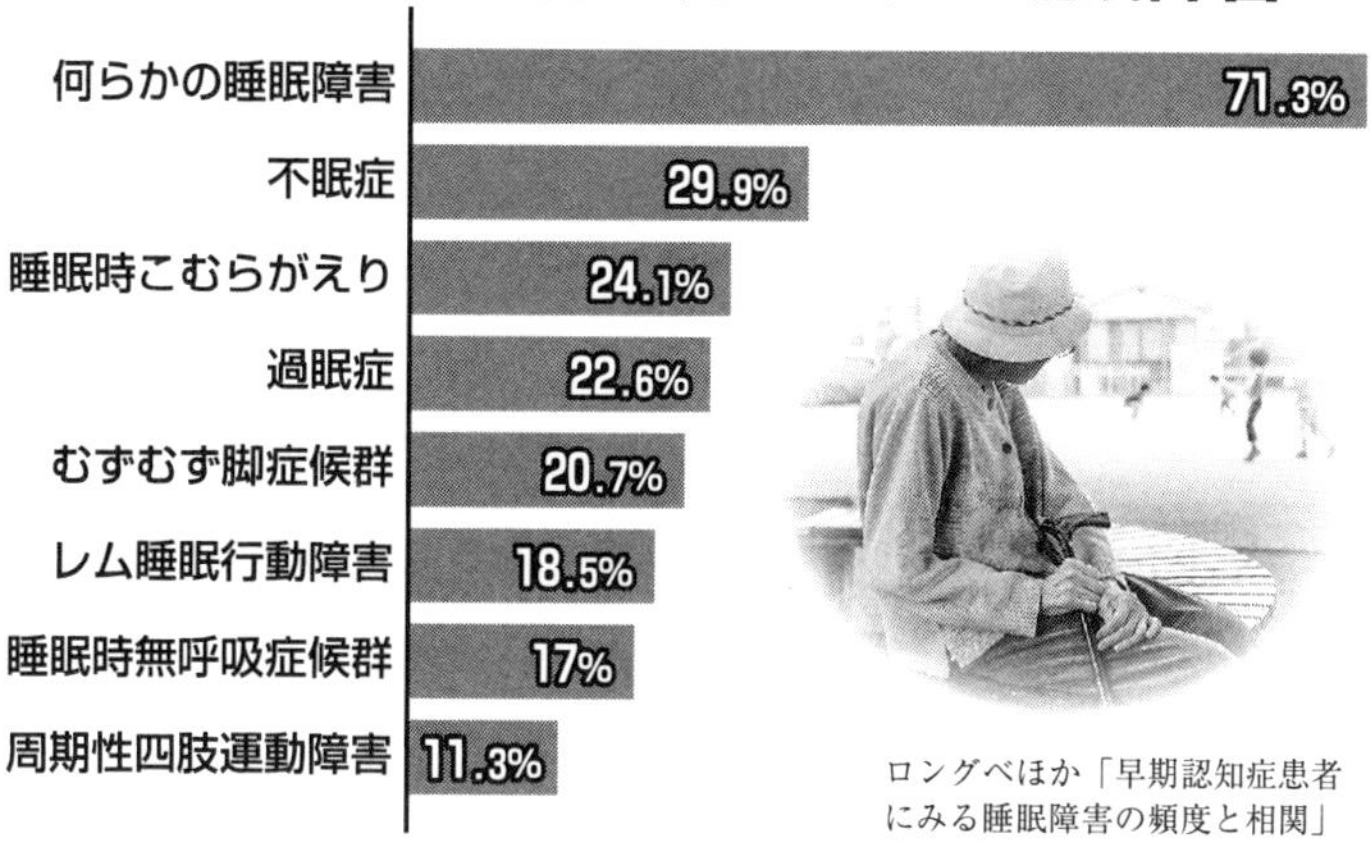

ロングベほか「早期認知症患者にみる睡眠障害の頻度と相関」（2010年）の調査報告から作成

■薬の副作用で

認知症のタイプにもよりますが、同年代に比べ、▽睡眠時無呼吸症候群▽むずむず脚症候群▽周期性四肢運動障害▽レム睡眠行動障害――といった睡眠障害を合併しやすくなります（表12）。

身体合併症に伴う不眠も起こりやすく、服用中のさまざまな薬の副作用の可能性もあります。特に、認知症で処方されるドネペジルなどのコリンエステラーゼ阻害剤で不眠が悪化することもまれではありません。認知症に合併したパーキンソン病やむずむず脚症候群の薬でも起きることがありますから、複雑ですね。

■原因を考える

認知症になると、人間関係や環境変化などさまざまなストレスへの適応力も低下します。そうした心理社会的な因子でも睡眠障害が生じやすくなります。

対応はまず、睡眠障害の原因を考えることです。言葉で訴えにくい場合もあり、身体疾患、痛みやおなかの具合など体の状態に気を付け、その治療をすることが大事です。医薬品が原因になる場合も多く、薬を減らすことを考えます。ドネペジルの服用者は非服用者の2倍睡眠薬を飲んでいるという調査もあります。

室内で過ごすことが多いので日中は光をよく浴び、運動やデイサービスに参加しましょう。刺激に弱くなるため、音や温度など寝室環境なども大切です。

4　認知症の予防と睡眠障害

将来日本は、認知症700万人あるいは800万人の時代をむかえると予想されています。そのため認知症の治療やケアに質や量の向上をどうはたしていくかとともに、予防はどうすればいいかも人々の大きな関心事になっています。そこで睡眠障害との関連を説明してみたいと思います。

２０１７年にかなりまとまった認知症予防、介入の報告がなされました（Livingston ら、Lancet 2017）。その中では65歳以上の高齢者では、喫煙、うつ病、運動不足、社会的孤立への対応、糖尿病の改善が認知症予防因子となることが示されています。しかしこの報告では、睡眠障害への治療的介入が予防になるかどうかまだ証明が不十分とされています。しかしすでにお話ししたように、高齢者にはさまざまな睡眠障害が合併しやすく、そうなれば日中の活動性に影響を与え、外出機会が減り社会的活動の減少や運動不足など間接的に生じやすいことは予想されます。実際認知症発症と睡眠障害の関連を示す報告はいくつもなされています。

60歳以上を対象にした疫学研究で、不眠症は、そうでない人の１・53倍認知症になるリスクが高いことが示されました。また日中の過度の眠気についても調査されています。その要因には睡眠時無呼吸や身体疾患や薬剤などさまざまな原因が考えられますが、過度の眠気それ自体が認知機能障害と関連しているという報告もされています。

ある大規模な研究から日中の過度の眠気のある人は、認知症発症リスクは１・39倍でした。また睡眠時間の長さとの関連も同様に示されています。ある地域で実施された高齢住民対象の横断研究で、６時間以下の短時間睡眠や睡眠の質の低下は、認知症の原因物質とされるアミロイドβ沈着と関連することが示唆されました。また別の65歳以上の地域住民を平均12・5年追跡した研究では、9時間以上寝る方は、6～8時間睡眠の方より将来の認知症関連の死亡リスクが1・58倍でした。それぞれ研究の精度に限界がありますが、睡眠が短すぎても長すぎても認知症発症のリスクとなる可能性があります。また動物実験ですが、睡眠制限をしたマウスでは脳間質液中のアミロイドβ濃度が上昇することがわかっています。眠れない状態が続くとこれが蓄積し神経細胞にダメージを与える可能性があります。認知症の原因をアミロイドβだけに求めるのは単純すぎるのですが、こうしたさまざまな研究をみると、睡眠障害が認知症の発症のリスクになることは十分考えられると思います。

一般的、常識的にもいわれる生活リズムの安定、運動、人付き合い、栄養、適度なストレスなどに気を付けながら、睡眠を適度にとって健康を保ってゆきたいものですね。

〈それって不眠？　せん妄？〉

認知症では、せん妄という意識障害が生じ、興奮したり、逆に低活動になったりすることがあります。せん妄は意識の障害であって、不眠やレム睡眠行動障害とは異なります。ただし、認知症による睡眠リズムの変化、ノンレム睡眠とレム睡眠の混在がせん妄の背景にあると考えられ、無関係でもありません。不眠と間違えて睡眠薬を使って悪化することもあり、適切な診断と薬剤選択を含む対処が必要です。

◆本章のポイント◆

1、寝不足になる原因には、むずむず脚症候群というものもあることを知っておく。
2、激しい寝ぼけは、病気の可能性がある。レム睡眠を制御する脳の仕組みの故障かもしれない。
3、不眠は認知症のリスクを高める。逆に認知症の人に現れた不眠は、その人の抱える身体的心理的問題のサインかもしれない。薬の悪影響の可能性は常に考えておく必要がある。

第6章　よりよい眠りを得るために

精神科臨床で多い病気はうつ病であり、現代人が世界的にもかかりやすいのがうつ病です。そのため最後の章では、この病気の重要性を強調する意味でまず取り上げます。そして睡眠障害の背景となる別の病気の有無に注意を払いたいと思います。こうして睡眠障害そのものの学習、その背景となる病気の学習を踏まえた上で、健やかな眠りについて考えてみたいと思います。

1　うつ病発見は不眠から

心の病というと、みなさんはどのような病気を想像されるでしょうか。

厚生労働省が定期的に実施している患者調査によれば、現在日本では心の病で医療機関にかかり治療を受けている人が390万人以上います。特に近年増加している病気がうつ病や双極性障害（そううつ病）といった気分障害で、110万人以上となっています。うつ病をはじめ、心の病と不眠は密接に関連しています。

うつ病は、気分、意欲、興味関心、思考、自律神経など多様な領域で症状が出現します。特に80~90％のうつ病に不眠、一部では逆に過眠の方もいて、ほとんどの場合に睡眠

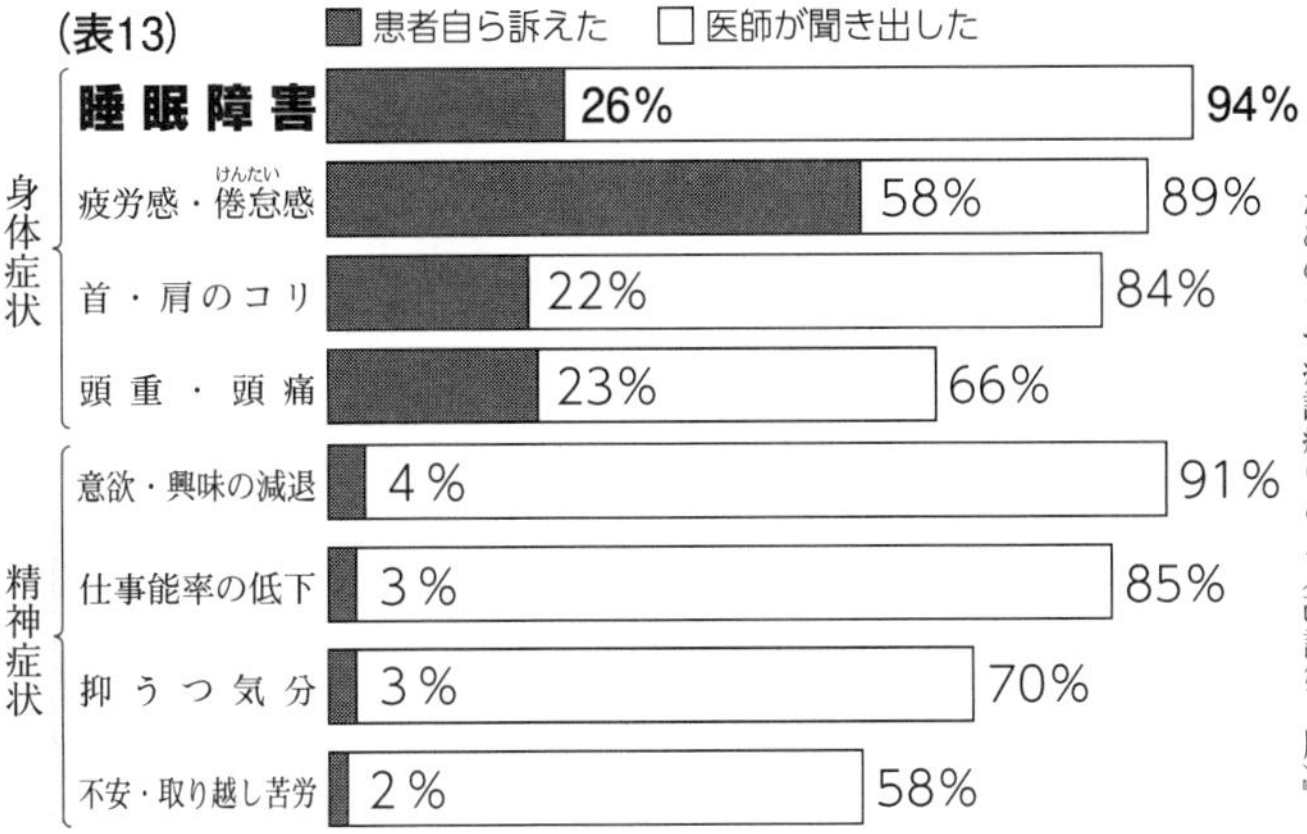

（出典）渡辺晶祐、光信克甫『プライマリケアのためのうつ病診療Q＆A（改訂第2版）』

障害が伴います（表13）。

■再発に影響も

不眠のタイプでは早朝覚醒が有名で特徴的ですが、実際には入眠障害の頻度も高く、注意が必要です。不眠の程度とうつ病の重症度は相関するというデータもあります。他の症状が消えても不眠が残る率は高く、かつ不眠の残っている人は再発のリスクも高い傾向があります。つまり、うつ病の程度や経過、予後をみる上でも、不眠が重要だといえます。

睡眠の大切さをみなさんに知ってほしいのはなぜでしょうか。それは、不眠がうつ病の最初の症状であり、受診のきっかけになることが一番多いからです。うつ病の早期発見に役立ちます。

■じわじわ進む

初めはうつ病の症状がなくても、慢性的に不眠が続く人は将来的にうつ病になる可能性が高くなることも証明されています。じわじわとした脳への負担がやがて、病的に疲れやすい脳、すなわちうつ病につながる危険があるわけです。逆に、不眠を防ぐことがうつ病を防ぐことにもなります。「睡眠って大切なんだ」と思っていただけますね。

うつ病以外でも、統合失調症、パニック障害を含む不安障害、外傷後ストレス障害（PTSD）、認知症、発達障害など多くの心の病や障害に睡眠障害、特に不眠が関係しています。それぞれ多少特徴が変わりますが、いずれも予防、治療上、大切な意味があります。気をつけましょう。

〈適度な昼寝とは？〉

以前は、昼寝をすると睡眠の質を低下させるといわれていました。現在は、成人なら20分、高齢者なら30分程度の昼寝は午後の頭をすっきりさせ、かつ夜の睡眠に悪影響しないとされています。

これは大体、昼後から午後3時ぐらいの間に昼寝した場合です。それ以上長く寝ると、徐波睡眠が出現して夜の睡眠の質が低下するとされています。時間帯と程度によって昼寝は午後の活動の質を高めてくれるといえますね。

2　不眠伴う病気の対処法

体の病気に不眠が伴うということは容易に想像がつくのではないでしょうか。風邪をひいてせきがひどいとか、熱にうなされて寝られなかったという経験もあるかもしれません。例えば、治療中のがん患者の30〜50％に不眠がみられるという報告があります。

■悪循環もある

複雑なのは、▽体の病気の症状自体が不眠を引き起こす▽治療薬が原因になる▽治療の環境や病気の心理的な影響など心理社会的要因が絡む——といった場合があることです。病気の苦痛のほかに、寝られない苦痛が加わるのもつらいですね。さらに不眠が体の病気も悪くさせるなど悪循環もありえます。

「体がひどければ、寝られないのは当たり前」ではなく、対処を考えたいものです。（図6）

（図6）

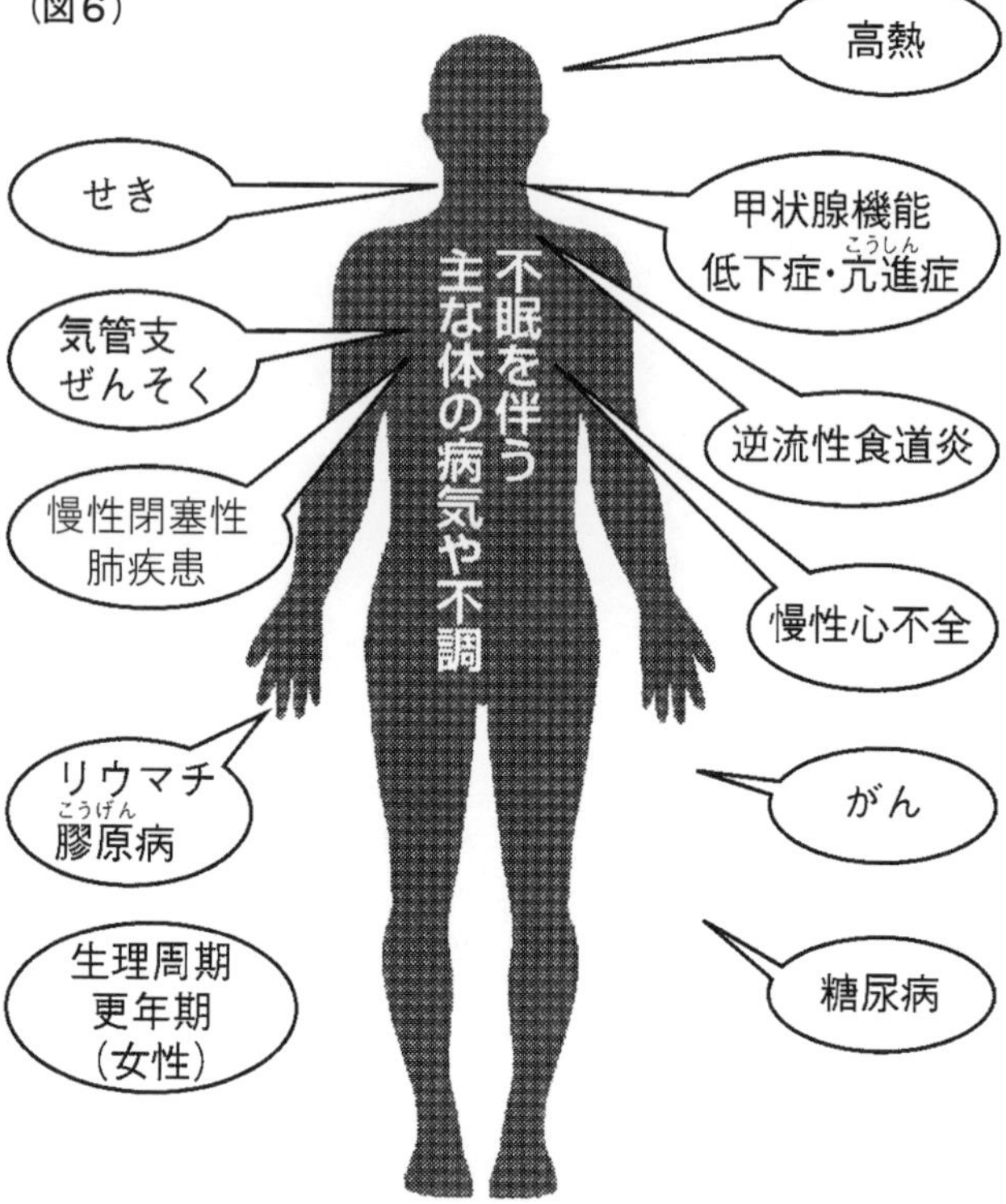

代表的なものをいくつか紹介します。

★慢性閉塞性肺疾患（ＣＯＰＤ）や気管支ぜんそくなどの呼吸器疾患で寝られないことがあります。せき、たん、眠り開始後の呼吸機能低下、薬の影響などを考えます。気管支拡張剤で呼吸が楽になれば寝られますし、逆に副作用で寝られないこともあります。睡眠薬は呼吸を弱める危険もあるので、どの薬をどの程度使うかの判断が大事になります。

★慢性心不全も、せきや呼吸苦などで不眠をきたしやすいといわれています。心不全では薬の排せつが遅れがちなので、睡眠薬が体にたまらないよう注意が必要です。

★甲状腺機能の異常（低下症や亢進《こうしん》症）、糖尿病、逆流性食道炎など消化器の病気にも不眠がありえます。

★リウマチ、膠原《こうげん》病といった病気も、症状自体やよく使われるステロイドで不眠を伴うことがあります。

■生理や更年期

こうして不眠の背景を考え、体の状態に合わせて無理のない治療を工夫する必要があります。

病気ではありませんが、女性の場合、生理周期も睡眠に影響します。４割の人が睡眠に変化があると答えています。女性ホルモンのエストロゲンはレム睡眠を減らし、プロゲステロンは催眠作用があります。生理周期や更年期などで睡眠障害が出やすい理由です。

〈寝酒は要注意〉

寝る前にお酒を飲む方も多いかもしれません。昔からアルコールの鎮静睡眠作用は知られてきました。

実際、アルコールは現在の睡眠薬と非常に似た脳への作用をもっています。寝る前に飲むと寝つきがよくなり、睡眠の前半は徐波睡眠すなわち深い睡眠が増え、レム睡眠が減ることがわかっています。しかし実は、睡眠の後半はその反動で浅くなり目が覚めやすくなります。慣れが生じるとこうした効果は薄れやすく、もっと多く飲む必要が出てきます。こうなるとアルコール乱用、依存症の危険が出ますね。要注意！

3　生活習慣病と深い関係

近年、体の病気の発病や経過に不眠や睡眠障害がどう影響するかの研究が進んでいます。

報告が一番多いのは、閉塞型睡眠時無呼吸症候群（ＯＳＡＳ）です。心筋梗塞、脳梗塞、心房細動、高血圧症、糖尿病など、さまざまな生活習慣病との関連が指摘されていま

（表14）生活習慣病で不眠経験がある人の割合

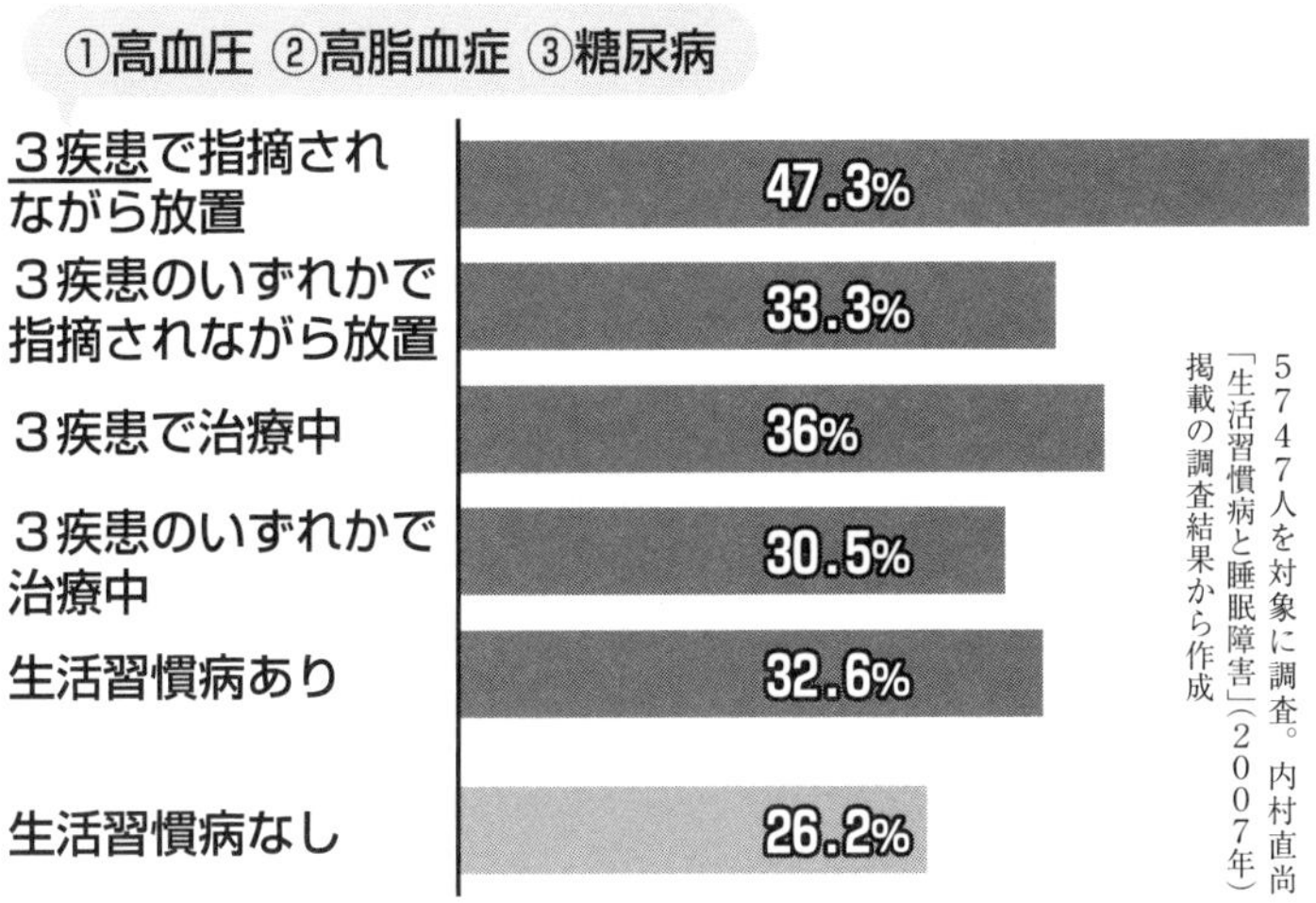

5747人を対象に調査。内村直尚「生活習慣病と睡眠障害」（2007年）掲載の調査結果から作成

す（表14）。

■ホルモン変化

第三章のストレスの所でも触れましたが、不眠によって、日中でも夜間でも自律神経、内分泌、免疫などが過覚醒状態になります。コルチゾールやメラトニンといったホルモンに変化が起こり、それが生活習慣病の発病に関連していると考えられています。不眠との関連性が特に明確になっているのは、急性心筋梗塞と2型糖尿病です。

ある研究によると、入眠障害を訴える人は、そうでない人より心筋梗塞になるリスクが1・5～4倍もありました。うつ病の際もリスクが上がるのですが、うつの気分と関連なしに不眠だけで心筋梗塞になりやすくなるわけです。ただし、たまに不眠になるという程度であれば大丈夫です。入眠障害や途中覚醒が続く方は気を付けてください。なお不眠感のない短時間睡眠者でもリスクが上がるようです。

■がんとも関連

もう一つ重要なのは、インスリンの効果が落ちる2型糖尿病です。健康な人を対象にした研究では、不眠によって、▽コルチゾールの増加▽耐糖能の低下▽食欲と関係が深いレプチン（脂肪細胞から出て食欲抑制作用）の減少▽グレリン（胃や膵臓《すいぞう》から出て食欲増加作用）の増加――などの報告があります。こうした変化が、糖尿病の発症や悪化に関係していると考えられています。

不眠でナチュラルキラー細胞などが減少し、炎症性サイトカインの増加も報告され、ウイルス感染が起きやすくなることも指摘されています。

がんとの関連、特に不眠や夜勤に伴って乳がんや前立腺がんなどの発症が増加するという報告がいくつもあります。メラトニンの低下が女性ホルモンのエストロゲンや男性ホルモンのテストステロンの増加を引き起こすことが原因ではないかと推測されています。

〈乳がんも労災？〉

夜勤と乳がんの関連は、看護師を対象によく研究されています。夜勤女性の乳がん発症は1・5倍高く、年々リスクは上がるとされています。

関連性を肯定する報告の方が多く、デンマーク政府はヒトの疫学研究でも動物実験でもリスクは証明されたとして、夜勤勤務者の乳がんを労災認定しています。デンマークでは2008年に75人の申請中38人が認定されたとか。さすが、労働者の健康問題に先進的な国ですね。

4　良い睡眠を得るための12の指針

最後にあらためてまとめの意味もこめて、より良い睡眠をえるための工夫や考え方を整理しておきたいと思います。そのためにいろいろ書籍でも引用されていますが、厚生労働省による睡眠障害対処12の指針を基本に、最近の知見も合わせて必要に応じ補足して説明します。

ただ最初に強調しておきたい点は、こうした睡眠法あるいは快眠法は、睡眠習慣によって不眠を改善させようということです。睡眠障害以外の他のこころの病や体の病がある方は、その治療を考えるべきです。また睡眠は、あくまで1日生きている中の一部であり、覚醒している状態としっかり結びついています。すなわち睡眠を良くするには、起きている時間帯をどう過ごしているかも非常に大切なことです。適度なストレスと身体の疲労、安心や満足感など感じられる生活や労働が前提です。もちろん良い睡眠がそのことの必要な条件にもなりますから、良循環を意識できればと思います。その上で睡眠の衛生を考えてみたいと思います。

①「睡眠時間は人それぞれ、日中の眠気で困らなければ十分」

睡眠には個人差があり、8時間などにこだわらないことが大切で、年をとると、必要な睡眠時間は短くなると解説されています。睡眠の重要な役割の一つは休息ですので、日中の眠気がなければ確かに良いと言えます。ただ一方統計的には7時間前後取れている人で、うつが少なかったり寿命が長かったりという報告もあります。また最近の睡眠負債の研究からも、あまり不足の自覚がなくても、実は体は求めているということもありえます。時間だけでなく睡眠の満足感も大切です。こうした点に注意しながら個人に応じてですが、7時間程度は確保したいものです。

②「刺激物を避け、寝る前には自分なりのリラックス法」

床につく前4時間のカフェインや1時間前のたばこを避け、軽い読書や音楽、ぬるめの入浴、香、筋弛緩トレーニングなどが勧められています。重要なカギは体温です。深部体温が睡眠覚醒のリズムに密接に関係することが知られています。寝る前には深部体温が低下し、メラトニンが分泌されます。軽い運動も入浴も、寝る前2時間（90分～3時間）に実施し、深部体温を一度上げると、より寝るころには下がりやすくなると言われています。寝る直前では上がった深部体温が下がりきらずより寝にくくなります。リラックス法は自分なりの方法で十分ですが、自律訓練法や漸進的筋弛緩法といった方法もあります。最近スマホ画面からのブルーライトがメラトニン分泌や体温下降の抑制を起こすことが知られています。暗い中で見れば一層その光の効果が高まります。注意しましょう。

③「眠たくなってから床に就く、就床時刻にこだわりすぎない」

眠ろうと意気込みすぎるとより寝つきが悪くなる意味です。寝ようとしすぎて布団の中でじっと我慢していても目がさえるばかりです。認知行動療法という治療法の刺激調整法にあたりますが、眠気を感じるときのみ床にいることです。20分ほどたっても眠れなければいったん寝室を出て別の部屋にゆき、眠くなったらまた床へ、ということを繰り返します。ただ「眠気がくるのを待っていたら一晩中眠れない」という方もいるでしょう。その場合は一定の就寝時刻を決めて、②の方法など試してみましょう。寝ようと意識しすぎないのがコツです。

④「同じ時刻に毎日起床」

⑤「光の利用でよい睡眠」

⑥「規則正しい3度の食事、規則的な運動習慣」

これらは、リズムの問題です。人のリズムは24時間より少し長いわけですが、こうしたリズムをさまざまな環境因子で24時間に同調させています。一番は太陽の光ですね。食事習慣などもかなり強力な心理社会的な同調因子となります。朝食はこころと体の目覚めに重要と指摘されています。メラトニン分泌は起床後14~16時間後に開始され、その2~3時間後には眠気が生じると報告されています。夜一定の時間に寝るには、起床時間を定時にすることが大切です。光をしっかり浴び、朝食をとりましょう。なお刺激を避ける意味でもありますが、寝室は明るすぎない照明が大切です。月明りよりも暗く、ものの形がぼんやり認識できる程度の明るさが適当だとされています。

⑦「昼寝をするなら、15時前の20～30分」

昼寝をする場合は年齢にも多少よりますが、このように勧められます。20分より長く寝ると徐波睡眠が出現して、夜間の睡眠に影響するからです。また夕方以降の〝昼寝〟も夜間の睡眠に悪影響がでます。仕事が終わってくたくたになって帰宅するとバタンキューとなる方は、仕事そのもの、疲労そのものが問題ですね。短時間の昼寝はその後の集中力や作業効率を高めるとされています。うまく活用できるといいですね。

⑧「眠りが浅いときは、むしろ積極的に遅寝・早起きに」

これは睡眠時間制限法と言われる方法です。寝床で長く過ごすことは熟睡感、睡眠の満足感を減らします。睡眠効率（＝総睡眠時間÷総臥床時間×１００％、すなわちベッド上にいる時間のうち実際睡眠をとっている割合）が80％以上で満足感が得られやすいとされます。遅寝・早起きの方が睡眠効率を改善し満足しやすいといえます。

③に関連しますが、ベッドは睡眠とセックス以外の目的で使用しないことも勧められています。読書したり手紙を書いたり、いろいろな習慣があるかもしれませんが、可能ならこうしたことは別の部屋で行いましょう。

⑨「睡眠中の激しいイビキ・呼吸停止や足のびくつき・むずむず感は要注意」

⑩「十分眠っても日中の眠気が強いときは専門医に」

これらはこれまで紹介した睡眠関連の呼吸や運動の病気の可能性があるということです。また過眠症かもしれません。睡眠習慣改善に努力するだけでは、良くならない睡眠の問題には病気が隠れていることがありうることに注意しましょう。また寝ている間のことでもあるので、ベッドパートナーにも注意してもらいましょう。

⑪「睡眠薬代わりの寝酒は不眠のもと」

他でも触れましたが、アルコールは一過性に入眠効果を持ちますが、睡眠の後半部分では途中覚醒させやすくなります。熟睡感も得にくくなります。また寝つきのために連用した場合、耐性ができます。すなわち数日で睡眠の構造が飲酒前に戻り同じ効果をえるにはより多い量が必要となります。こうなるとアルコール依存の危険が高まります。ただしこのアルコールの有用性や危険性の強調は睡眠の専門家でもちょっとニュアンスが違う印象です。少量（日本酒で1合程度）なら寝つきを良くして睡眠の質も下げないという人もいます。その場合も寝る直前ではなく、寝る2時間ほど前に飲むことが大切なようですが。

⑫「睡眠薬は医師の指示で正しく使えば安全」

この12の指針が出たのは２００１年ですでに17年前です。この当時、そのずっと以前の睡眠薬に比べ、現在も使われている睡眠薬が安全性の上で優れているのは確かであり、この勧めの通りです。しかすでにふれたように近年睡眠薬の適正使用が強く主張されています。医師や医療機関への指導もなされています。それは薬の種類にもよりますが、依存性の問題、過量服用による衝動行為や自殺行動の増加の問題、睡眠時無呼吸の悪化、認知症予防の問題などかなり広範囲にわたります。この「正しく使えば」も研究調査、使用経験の蓄積の中で変化していくことがあります。もちろんいたずらに服用を怖がったり、避けたりすることは、不眠の持続で別の病気の発症や悪化につながります。疑問の点はしっかり医師と相談していただきたいと思います。

◆本章のポイント◆

1、日本人の120万人以上の方がうつ病や躁うつ病で治療を受けている。うつ病は不眠から気づかれることが多い。

2、不眠はさまざまな病気の表れともなり、また原因ともなる。特に生活習慣病といわれる体の病気と関連しやすい。

3、残念ながら現代は、よく寝られるためには工夫が必要なことが多い。快眠が理想的だが、完璧を求めすぎてもストレスがたまるから何事もほどほどに。

（参考文献）

○専門文献・図書

・三島和夫編『睡眠科学　最新の基礎研究から医療・社会への応用まで』化学同人　２０１６年

・松浦雅人編『睡眠とその障害のクリニカルクエスチョン２００』診断と治療社　２０１４年

・内山真編『睡眠障害の対応と治療ガイドライン』じほう　２０１２年

・石井正三ら編『睡眠障害の基礎知識　睡眠の生理から治療、職域における対応まで』日本労務研究会　２００８年

・「特集　睡眠障害の最新の知識」臨床精神医学39巻5号、２０１０年

・「特集　不眠の臨床―精神疾患の予防・改善に向けて―Ⅰ」精神科治療学27巻8号、２０１２年

・「特集　不眠の臨床―精神疾患の予防・改善に向けて―Ⅱ」精神科治療学27巻9号、２０１２年

・「特集　睡眠障害の臨床」臨床精神医学43巻7号、２０１４年

・「特集　その患者に睡眠薬は必要か―眠れないという訴えにどう対応するか―」精神科治療学29巻11号、２０１４年

・「特集　精神科医が診る睡眠関連障害」精神科治療学29巻12号、２０１４年

・市川宏伸『不登校と睡眠障害』小児看護28：1479―1483、2005

・竹内暢、井上雄一：睡眠障害（高齢発症）、精神科治療学第32巻増刊号、2017年10月
・色本涼、仲秋秀太郎：その不眠をどう治療するか、あるいは治療しないのか―高齢者の不眠の訴え―、精神科治療学、29巻11号、2014

○一般啓蒙書ほか

・ジム・ホーン著『眠りの科学への旅』日本語訳　化学同人　2011年
・櫻井武『睡眠の科学　なぜ眠るのか　なぜ目覚めるのか』講談社ブルーバックス　2010年
・櫻井武『〈眠り〉をめぐるミステリー　睡眠の不思議から脳を読み解く』NHK出版新書　2012年
・NHKスペシャル取材班『睡眠負債　〝ちょっと寝不足〟が命を縮める』朝日新書　2018年
・西野精治『スタンフォード式　最高の睡眠』サンマーク出版　2017年
・志田美保子『今日からはじめる超快眠術』旬報社　2000年
・佐々木司（大原記念労働科学研究所）講演「働き過ぎの労働者の疲れ、眠り、つらさをどのように考えるか」（2017年11月）より

あとがき

携帯電話、さらにスマホの普及で、生活は便利になった。いろいろと効率的にもなった。しかし私たちの気持ちにはゆとりが増えただろうか。そう思う方は少ないのではないだろうか。絶え間ない情報の収集や選択に追いまくられ、人間関係の機微も自分の感覚よりもデジタル化された情報に依拠することになっていないか。あらたな「モダン・タイムス」の時代になっているような気がしてならない。

そういう状況の中で、本書を出版する機会を得た。睡眠に関する本は少なくない。ゆとりのなくなってきた、精神的に疲れやすい生活の中で、せめて睡眠だけはしっかりとりたい、休みたいと思う方が多いことを示唆しているのだろうと思われる。筆者は総合病院に働く一精神科臨床医に過ぎない。睡眠科学の研究家でも睡眠医学の専門医でもない。そのため本書の執筆においても、あらためて専門書や文献をそれなりに調べ参考にさせていただいた。

ただ全体を通してこころがけたのは、睡眠障害について文章の多くをさいているものの、睡眠もまた日常の一部、生きている全体の中の重要な一部とすることである。よりよく生きるために、健康は目的ではなく資源であるのと同様に、睡眠も自分らしくいきるための資源である。資源としての睡眠の充実を考えることを通じて、周囲の人や物事との関係を振り返り、自分らしく生きたいものである。

精神科の臨床には、たくさんの睡眠に悩む方がこられる。他科で治療を受けたが簡単には寝られないので、精神科に紹介されてきたりする複雑な事例が多い。残念ながら本書で説明したようにはいかないことも実際は少なくない。薬物療法も吟味するし、よくお話を聞いて、睡眠障害の背景にある心理社会的要因を粘り強く把握するように努めざるをえない。そうすると「よく寝られるようになりたい」という要求は、実はもっと安心したいという思いに通じていることがわかることもしばしばである。睡眠が生活や生き方の一部である証左である。

本書は2017年10月から2018年3月まで「しんぶん赤旗」日曜版に20回にわたって連載した「知ってスヤスヤ眠りの話」に、それらの補強と合わせてあらたに子どもの不登校や発達障害関連、高齢者特に認知症関連、薬と運転などを新たに書き下ろしたものを加え、全体を構成しなおしたものである。新聞連載中にいただいた読者の質問にも多少答えたつもりであるが、全体を章立てする上でかなり意図的に疾患をわけていて、かえってわかりにくいと感じた方もおられるかもしれない。読者諸氏にはご了解いただければ幸いである。
日々の臨床を通じて、多くのことを学ばせていただいている患者のみなさんにまずは感謝したい。患者さんから学ぶことを、病気の予防や多くの健康な人の生き方に役立つように出来たらと願っている。またこのような機会をくださった日曜版編集部と担当されていた北條伸矢氏、新日本出版社の久野通広氏に、そして最後に毎日仕事に明け暮れる私を支えてくれている家族に感謝したい。ありがとう。

松浦健伸

2018年12月

松浦　健伸（まつうら　けんしん）

1959年生まれ。1984年金沢大学医学部卒

精神科医。現在（公社）石川勤労者医療協会城北病院精神科部長、働くもののいのちと健康を守る全国センター理事、石川県民主医療機関連合会会長。

精神保健指定医、日本精神神経学会専門医・指導医、日本総合病院精神医学会専門医・指導医、日医認定産業医。

日本精神神経学会、日本総合病院精神医学会、日本産業精神保健学会、日本精神分析学会、日本てんかん学会、日本産業衛生学会、日本社会医学会。

著書に『ハンドブック　働くもののメンタルヘルス』（共著・旬報社、2014年）、『精神科リハビリテーションの実際』（共訳・岩崎学術出版社、1991年）。

よりよい眠《ねむ》りを得《え》るために――知《し》っておきたい眠《ねむ》りの話《はなし》

2019年2月15日　初　版

著　者　松　浦　健　伸

発行者　田　所　　稔

郵便番号　151-0051　東京都渋谷区千駄ヶ谷4-25-6

発行所　株式会社　新日本出版社

電話　03（3423）8402（営業）

03（3423）9323（編集）

info@shinnihon-net.co.jp

www.shinnihon-net.co.jp

振替番号　00130-0-13681

印刷・製本　光陽メディア

落丁・乱丁がありましたらおとりかえいたします。

ISBN978-4-406-06279-4 C0077　Printed in Japan